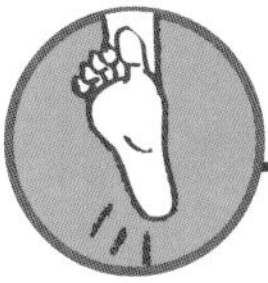

5分鐘走路治痛法

解決肩頸、腰背、膝蓋痠痛

重現健康完美8曲線

酒井慎太郎 著

謝晴 譯

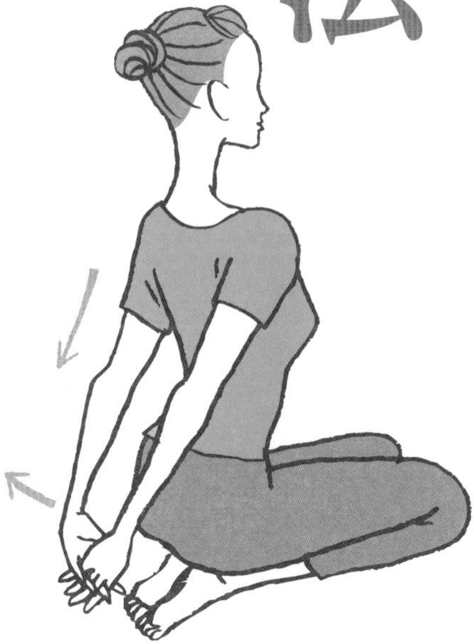

遠流出版公司

國家圖書館出版品預行編目（CIP）資料

5 分鐘走路治痛法：解決肩頸、腰背、膝蓋痠痛，重現健康完美 S 曲線／酒井慎太郎著；謝晴譯．-- 初版．-- 臺北市：遠流，2015.04

面；　公分．--（健康生活館；70）

ISBN 978-957-32-7601-2（平裝）

1. 運動健康 2. 健行 3. 姿勢

411.712　　104003333

健康生活館 70

5分鐘走路治痛法

解決肩頸、腰背、膝蓋痠痛，重現健康完美S曲線

作者：酒井慎太郎
譯者：謝晴
副總編輯：林淑慎
主編：曾慧雪
執行編輯：廖怡茜
特約編輯：楊菁
行銷企劃：葉玫玉、叢昌瑜

發行人：王榮文
出版發行：遠流出版事業股份有限公司
地址：106 臺北市 100 南昌路二段 81 號 6 樓
郵政劃撥：0189456-1
電話：(02) 2392-6899　　傳真：(02) 2392-6658

法律顧問：董安丹律師
著作權顧問：蕭雄淋律師
□ 2015 年 4 月 1 日　初版一刷
行政院新聞局局版臺業字第 1295 號
售價新臺幣 250 元（缺頁或破損的書，請寄回更換）

ISBN 978-957-32-7601-2　　（日文版 ISBN 978-4-7973-7588-6）
YL 遠流博識網 http://www.ylib.com　E-mail: ylib@ylib.com

目錄

第一章　遠離關節痛

第二章 擊退肩頸僵硬

第三章 跟腰痛說BYE BYE

第四章 膝蓋不再卡

第五章 關節保養，隨時隨地

正確站姿

▷想像一下有條線從頭頂將你往上拉。
打開肩膀、略微挺胸，
手垂直往下，肩膀放鬆。
視線請朝正前方，看著稍遠一點的地方。

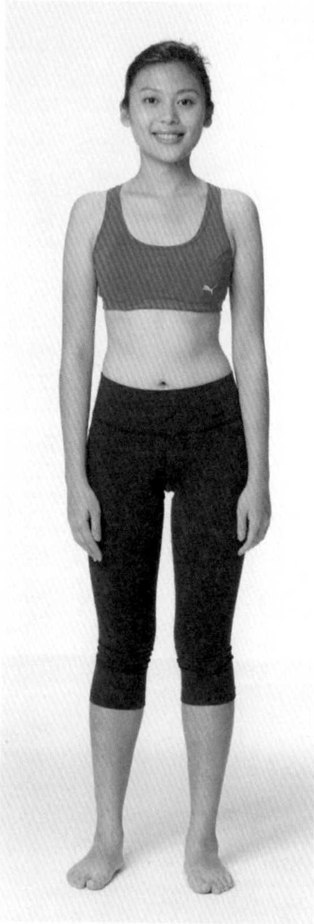

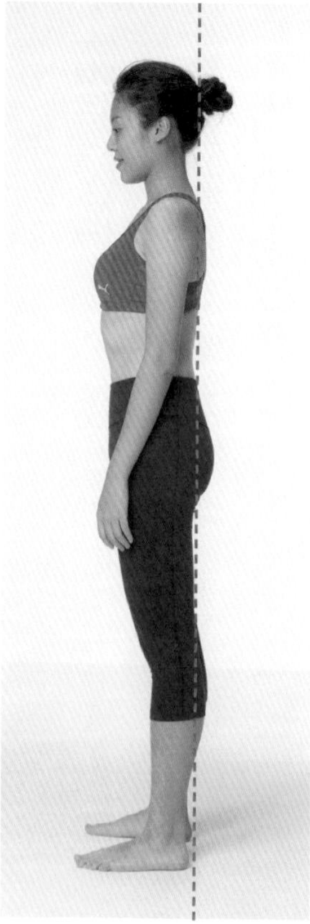

◁站姿正確的話，後腦勺、肩胛骨、屁股、後腳跟應該會在同一直線上。
請將背靠在牆上站立看看。

攝影：謝文創　示範Model：黃詠晴

動作示範2

正確頸部姿勢

縮下巴運動

許多人對於頭部要保持垂直感到痛苦，大家多半覺得頭往前傾比較輕鬆。每三十分鐘做一次縮下巴體操，兩、三週之後，頸部僵直的狀況就會消失。

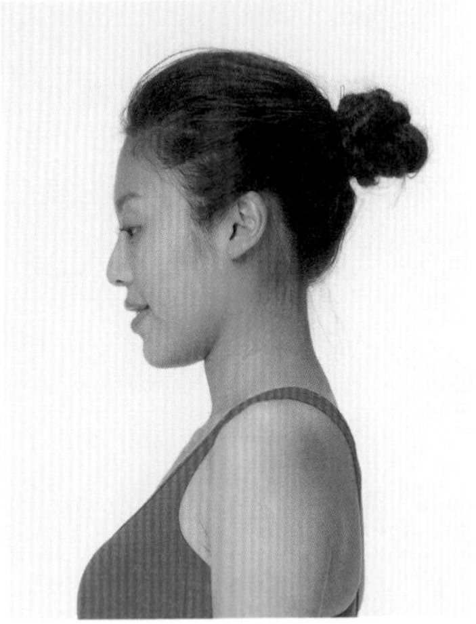

◁首先將背伸直，無論是站著或坐著都OK。

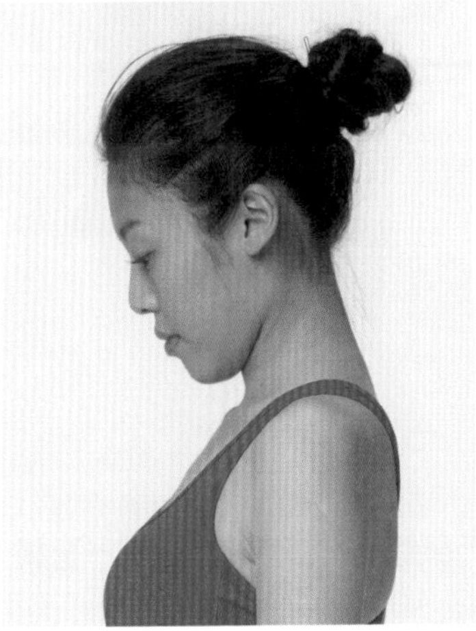

◁下巴向後推，盡量不要低頭（視線略往下看，可以幫助做此動作），或者將頸部向後推，這樣就能預防頸部僵直。

改善前彎型腰痛

薦髂關節網球伸展操

骨盆的薦髂關節卡住是這類腰痛的一大原因，可以藉由走路、改善姿勢、關節囊內矯正術等三種方式來恢復關節的靈活度。

將三個網球用毛巾或網巾包起來，然後按摩薦髂關節和周圍區域。

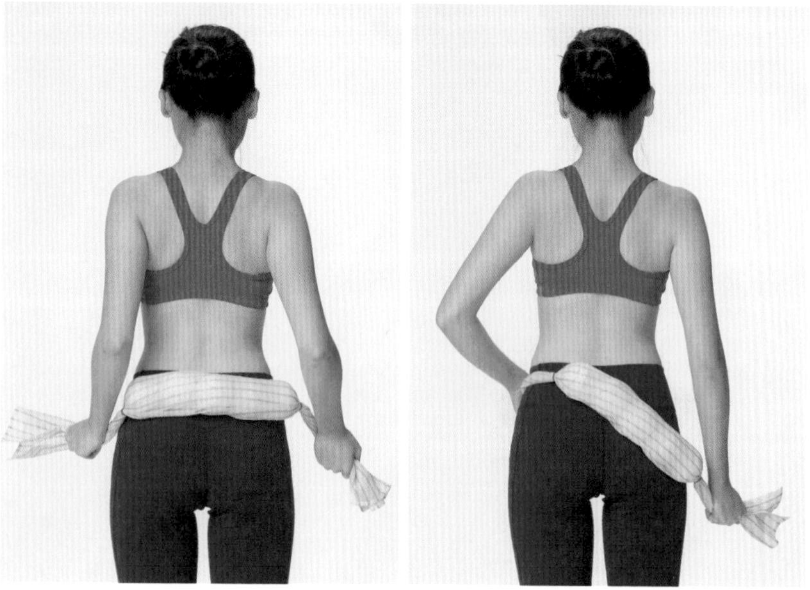

＊也可以將網球放在薦髂關節的位置上，然後直接仰躺，維持一分鐘（參照第104頁）。

動作示範4

改善後仰型腰痛

坐姿貓式拱背

拱背做伸展背部的貓咪運動，能讓變窄的脊椎管伸展開來，並改善腰痛。

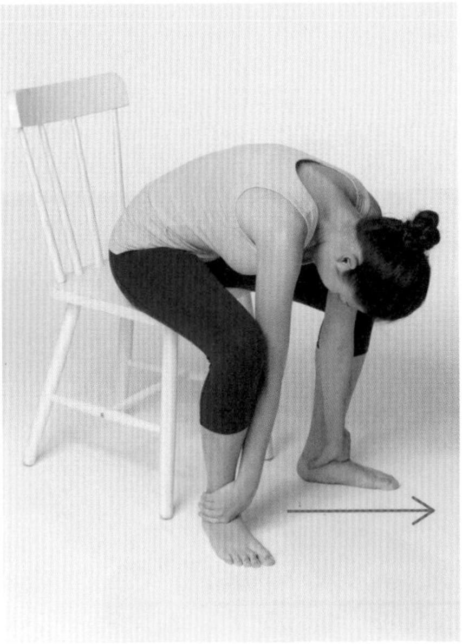

◁坐在椅上，將背挺直，邊慢慢地吐氣，邊將身體往前傾倒，雙手握住腳踝。
腰部要充分彎曲，注意背部的伸展，兩腳向前滑動至雙腿不會感到疼痛的程度。

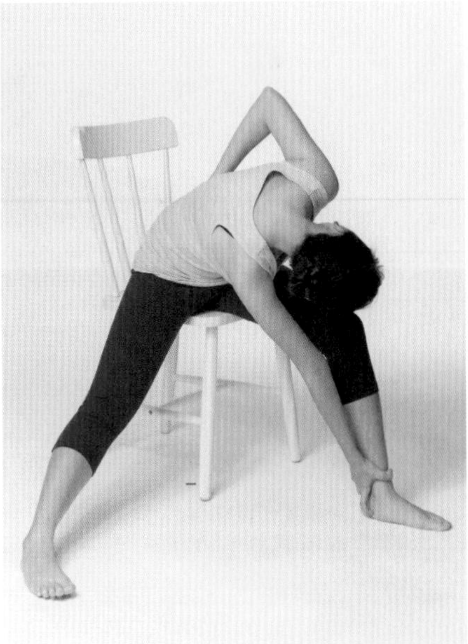

▷如果能力可及，可以增加這個動作的伸展幅度。同樣採坐姿，右腿伸直，以左手扶著後腰，讓右邊耳朵貼近左邊膝蓋的方式伸展背部到能力極限。維持約十秒，然後回到原來姿勢，再換另一邊進行相同動作。每邊各做三次，一日可做三回。

改善膝痛與O型腿

膝蓋網球伸展操

網球伸展運動能軟化關節周圍變僵硬的組織和肌肉，因此能讓調正內翻、外翻的膝蓋關節，改善O型腿與X型腿。

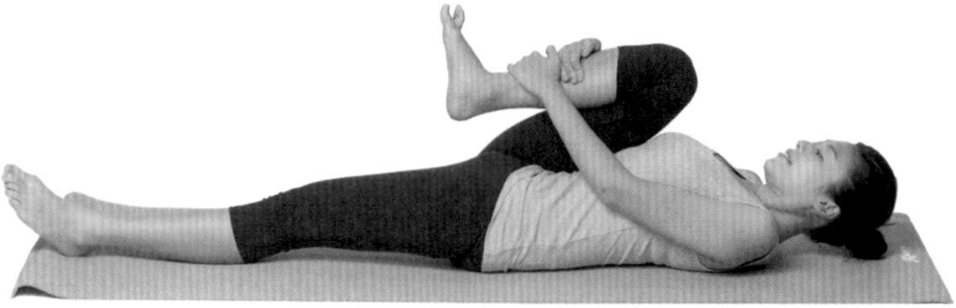

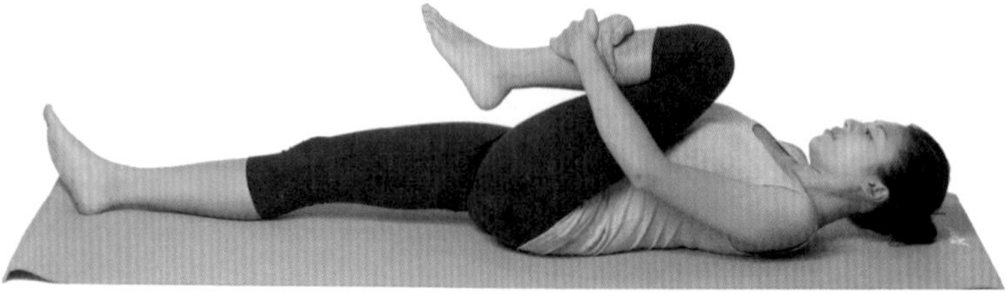

仰躺在硬地板上，將一顆硬式網球挾在膝蓋後方，然後彎曲膝蓋，像要將網球壓碎般用力。兩手抱著膝蓋，適當地使力，維持此動作三十秒。換邊進行同樣動作。一天三次即可。

動作示範6

最簡單有效的日常伸展運動

擴胸伸展操

伸展運動是日常生活中的簡單改善關節法，重點是讓常常往前彎的背部往反方向伸展，然後使常往前縮的肩膀盡量開展。

背脊挺直坐好，雙手在臀部後面交握，
視線看向正前方。
將放在後方的雙手慢慢向上抬高，胸部向前突出，要意識到腰部呈現S型的曲線。

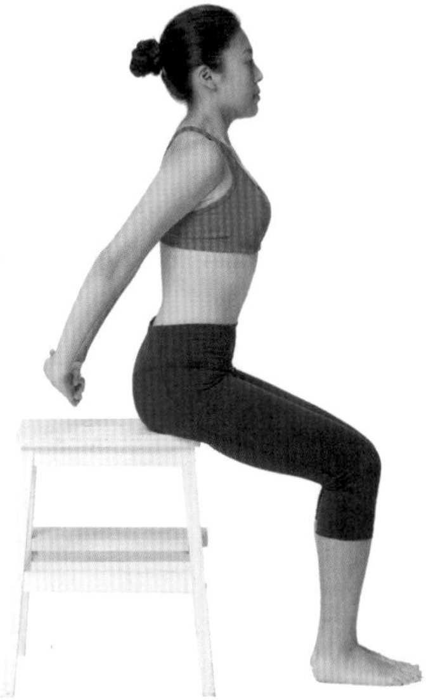

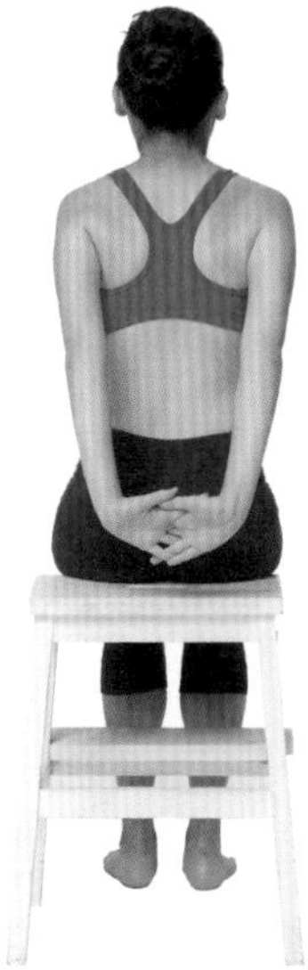

＊在辦公室工作時，雙手可改為輕握放在大腿上，背部向後挺直。

讓走路更輕鬆的必練肌群

股四頭肌伸展操

股四頭肌的肌力不足，膝蓋的平衡便會瓦解。負重、行走、膝蓋伸直都需要股四頭肌的運作，強而有力的股四頭肌與大腿後側，有助穩定膝關節。

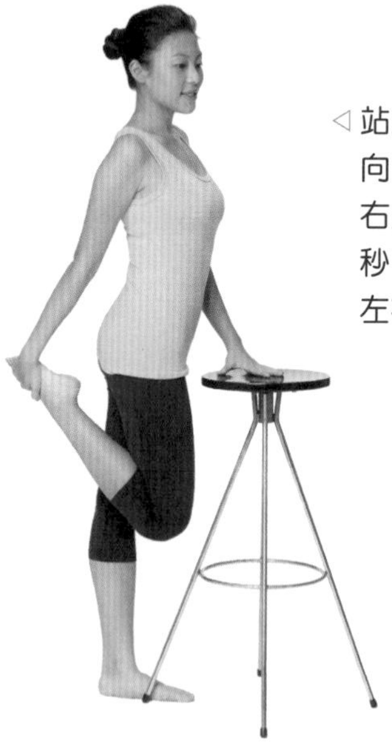

◁站立，抬頭挺胸，右手握住右腳踝慢慢向上抬，身體保持穩定不亂晃，感受到右大腿前側有牽拉感，維持此姿勢約十秒，放鬆並放下腳踝，然後換邊進行。左右各練習十次。

▷坐在地板上，雙腿伸直，腳尖朝上，然後右腿彎曲，腳掌貼在地板上。將右腳跨到左腿小腿外側，停留五秒，再放回原處，回復雙腿伸直的動作。左右各練習十次。

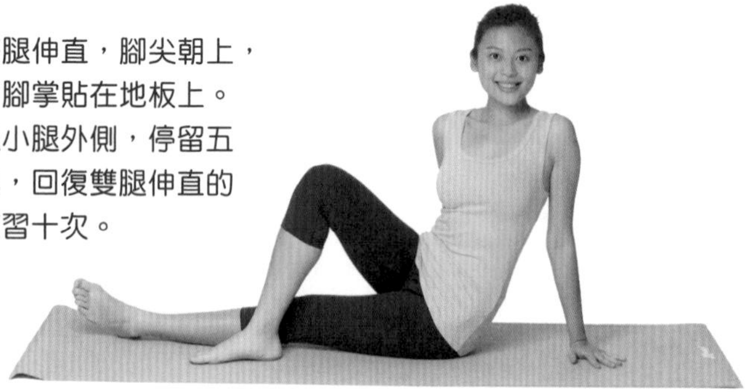

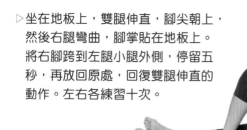

動作示範8

讓走路更輕鬆的必練肌群

小腿肌群伸展操

走路或平常需要久站的人，伸展放鬆小腿肌肉可以緩解雙腿腫脹和疲憊，並增進腿部的血液循環，進而改善其他疼痛或不適。

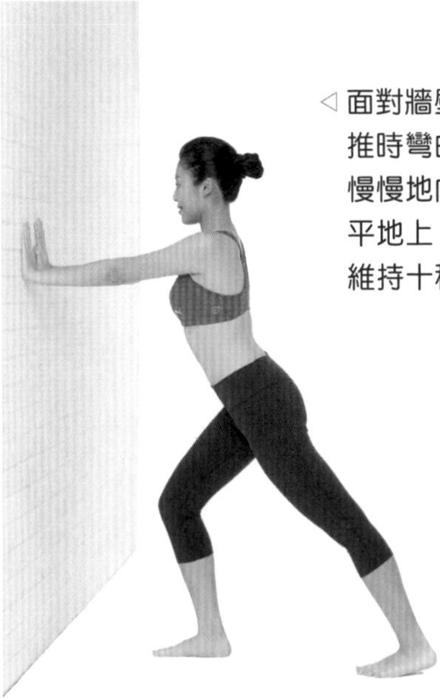

◁面對牆壁，雙手打直，手掌壓在牆上。手往牆壁推時彎曲一膝，保持另一膝蓋伸直，在彎曲膝蓋慢慢地向前靠時，嘗試保持另一腿打直且後跟貼平地上，感覺到後跟肌腱和足弓被牽拉。
維持十秒，然後放鬆直立。兩腳各做二十次。

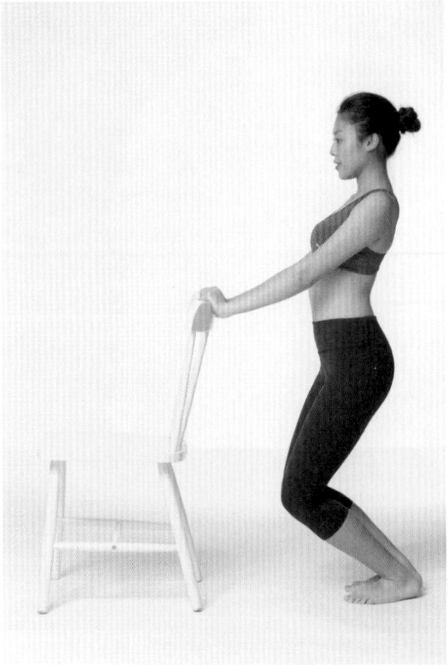

▷扶著椅子，像是準備坐到椅子上一般，彎曲髖關節蹲下，臀部往後推，維持此姿勢約十秒。手放下，放鬆並回復站姿，重複此動作十次。

專文推薦

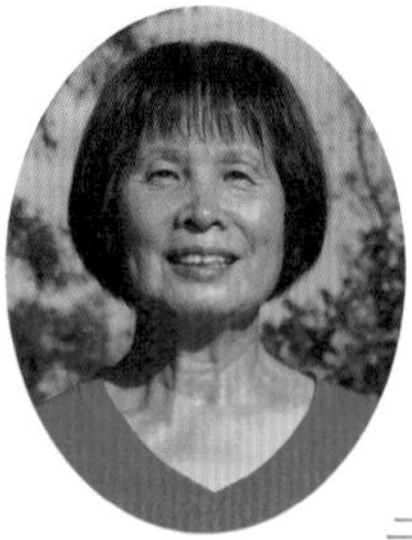

走路，最簡單可行的奇蹟運動

希望基金會董事長，健走推廣第一人 紀政

我推廣健走已超過十年，希望促進國人養成每天走路運動的習慣。為什麼推廣走路呢？因為比起其他跑步或游泳等運動，健走的好處就是隨時、隨地、隨意都可以走。而且，它最不容易發生運動傷害，輕鬆就能入門。

現下時興的慢跑或馬拉松等運動，容易造成膝關節疼痛、肌肉拉傷等慢性疼痛及運動傷害。尤其是對於平常沒有運動習慣的上班族、青壯族群，或是有心運動但體能已大不如前，甚至有肌力不足問題與關節疾患的長輩們而言，走路是最沒有負擔且易持續的運動好選擇。

《5分鐘走路治痛法：解決肩頸、腰背、膝蓋痠痛，重現健康完美S曲線》這本書，說明了正確的走路方式、日常姿勢與伸展動作等要點，讓讀者了解，原來正確而持之以恆的走路習慣，不只能變瘦變健康，更能保養肩、腰、臀部、膝蓋、腳踝等重要關節。還介紹能邊看電視邊做的伸展運動，改善關節的靈活度並放鬆背脊、肌肉，對於體能肌力有限的族群，是很適合的參考學習書。

在此，也和讀者分享我的健走減重經驗。因為有感於肥胖體態不佳，在53歲那年我下定決心減肥，透過每天1小時快步走，6個月後整整甩掉20公斤的贅肉，連困擾多年的尿失禁問題也不藥而癒。獨樂樂不如眾樂樂，於是開始透過舉辦健走活動以及相關的座談會，推廣正確的健康養生與運動知識給一般大眾。

本書淺顯易懂的內容與圖解，可以讓人輕鬆練習，並且解決不良姿勢造成的身體慢性疼痛問題，推薦給初入門的走路運動者與維持身體活動度的長輩們，透過本書方法，輕快走向更健康快樂的人生。

作者序

我所開設的「酒井診所集團」（Sakai Clinic Group），一天超過一百七十人來就診，就診人數已累計超過六十萬人。我們之所以受到如此的信賴，是因為許多人長期深受「原因不明」的肩頸僵硬、腰痛、膝痛所苦，而在就診後找到了疼痛的原因。

我就不賣關子，大方公開這疼痛的因素！

造成這些疼痛的原因通常來自於包覆關節的關節囊，也就是「骨頭與骨頭間卡住了」。因此，按摩與貼藥布只能暫時舒緩疼痛，並無法解決「骨頭與骨頭間卡住」的情況，所以疼痛肯定會再發作。即便是謹遵醫囑「好好安靜休息」，最後結果也還是一樣。

那麼，要怎麼做才能完全治好肩膀僵硬、腰痛和膝痛呢？果然還是得去「酒井診所集團」看診嗎？

不，不需要。這本書就是針對全日本四千萬、深受關節痛所苦的人所寫的。只要依照書中所寫的，去實踐日常的關節保養，肯定能讓困擾你許久的關節痛不藥而癒。

重點有三個。

第一點為酒井式關節矯正走路法。

我所設計的這種走路法，是與平常走路法不同、新開發的形式。

首先，走路的速度不能快，甚至要慢到讓人受不了的程度，而且會立刻微微出汗，光是這樣就可以了。

有些人在走路時可能會有疼痛的感覺，但請不要放棄，繼續走下

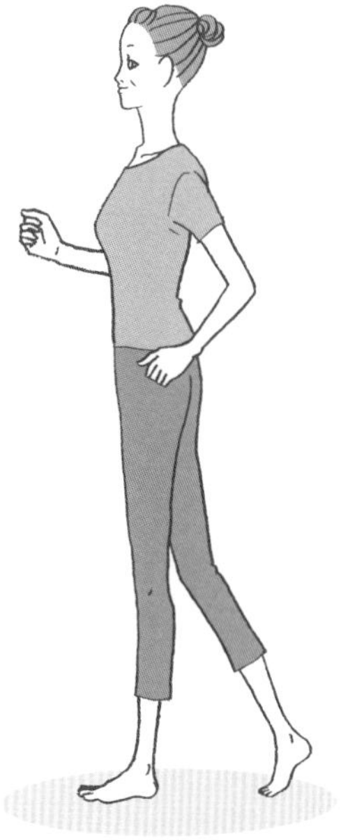

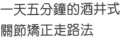

一天五分鐘的酒井式
關節矯正走路法

去。每一次並不需要太多時間，就從一天五分鐘、十分鐘開始吧。這樣的走路法書中會有詳細的介紹。

第二點是平日姿勢要正確。

人類關節在健康狀態時，就如同精密的時鐘般運作流暢無礙。相反的，只要一個齒輪失常，運轉便會每下愈況，於是就開始關節痛。

至於齒輪失常的原因，則是平日姿勢不良。例如現代人常使用智慧型手機和電腦，因此總是低著頭；常時間坐在椅子上，則會不知不覺的駝背；或是父母親沒注意到孩子的姿勢等等，這些因素都會造成姿勢不良的問題。

更重要的是，不良的姿勢會養成習慣，而讓人們覺得比較輕鬆，反而讓正確的姿勢很難維持。但久而久之，不良的姿勢便會造成關節的負擔，使關節的活動更加惡化。

因此，我們要有意識地提醒自己調整成正確的姿勢，就算已經有

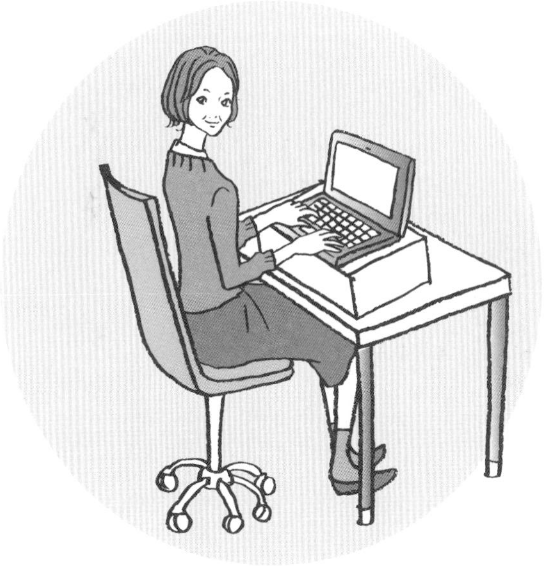

使用筆記型電腦時，
盡量用箱子等把電腦
畫面墊高。

使用智慧型手機和
看書時，一隻手要
放在另一側的腋下！

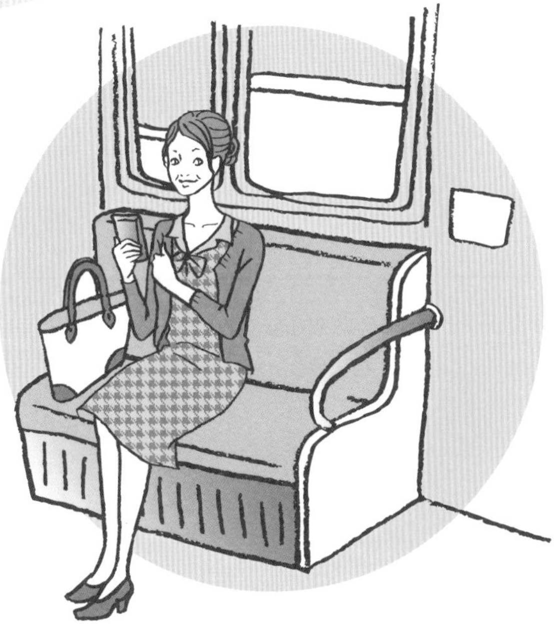

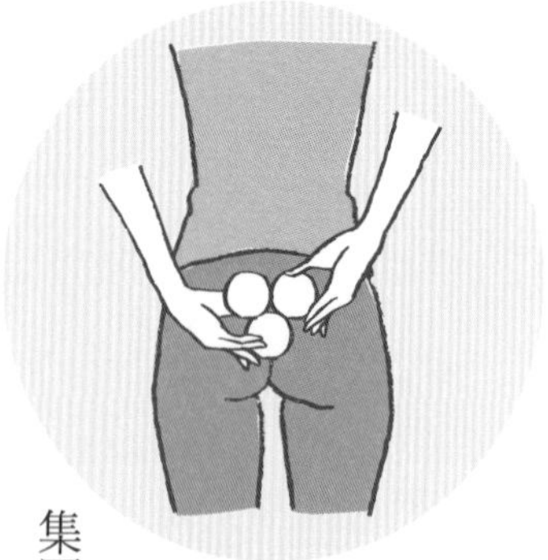

使用網球的
伸展運動

關節痛的人，現在開始也還來得及。為了改善症狀、防止復發，請在平常就維持正確的姿勢。

第三點是簡易的關節囊內矯正。

所謂的關節囊內矯正，是治療關節間卡住的狀況，也是酒井診所集團所開發的治療法，是在家裡也能自己做的簡易關節囊內矯正法。具體來說，是使用網球來做伸展運動，讓支撐人類體重的重要關節的活動變好。

本書還介紹多種能邊看電視邊做的伸展運動，以及在辦公室工作時、在開車時、做家事時都能做的運動，請務必嘗試看看。

走路、正確姿勢、伸展運動，請牢記這三個要點來閱讀本書。即使只有一個人也好，我希望人們不再受關節痛所苦，能重拾笑容。

酒井慎太郎

第一章

遠離關節痛

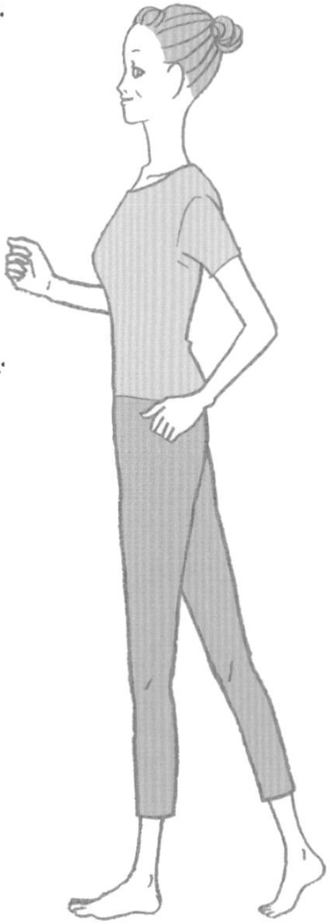

優美的S型脊椎支撐人的身體

根據調查，全日本約有四千萬人受腰痛所苦，人數之多，讓人不禁懷疑是不是資料錯誤!?而且有百分之八十的日本人都曾經歷過一次腰痛。如果不光是腰痛，連肩頸僵硬、膝痛、股關節痛等都算進去，完全難以想像究竟會有多少人！

肩頸僵硬、腰痛、膝痛的原因通常並不明朗，但除了因意外事故等狀況外，造成疼痛的原因幾乎都是因生活習慣而起，說得更明白一點，日常生活的不良姿勢就是疼痛的元兇。

所謂的脊椎是由七節頸椎、十二節胸椎、五節腰椎所構成，形成優美的S型曲線。脊椎的功能則是筆直且有彈性地支撐人類的身體。

而且，人類是由四百個關節連結兩百塊骨頭，才得以運動自如，使日常生活舒適無礙。

肩頸僵硬、腰痛、膝痛等，都是因為脊椎的S型曲線變形所引起的。S型曲線一旦變形，各骨頭之間（椎間盤）便會朝不自然的方向壓迫，於是某一處就會承受過大的壓迫和擠壓。

如此一來，就進入惡性循環。在歪斜的狀況下硬要取得平衡，優美的S型曲線慢慢變形，於是身體就會出現這裡痛、那裡痛的情況。

請你思考一下，人類的頭大約有六到七公斤，然後二十四小時、三百六十五天都放在脊椎這細細的棒子上，由它來支撐。即使平衡不佳、歪斜，脊椎也無法休息，也難怪各個關節都會發出哀鳴。

那麼，為什麼脊椎的S型曲線會變形呢？

我認為這與現代文明有密不可分的關係。

其中最具代表性的就是手機與智慧型手機。你可以稍微觀察一下大家在捷運裡或路上操作手機或智慧型手機的姿勢。此時大家的視線落在手上的位置，所以肯定是臉朝下、頭向前傾，然後，因為手在前方，因此會縮著肩膀、駝背，再者，為了不讓身體往前倒，還會將腰往後推。

怎麼樣？是不是很多人都是這樣的姿勢呢？請想像一下，如果這個姿勢持續下去的話，脊椎會變成什麼形狀？就不會有優美的S型曲線，便朝著關節痛的人生全速邁進了。

你也有這些問題嗎？

S型曲線

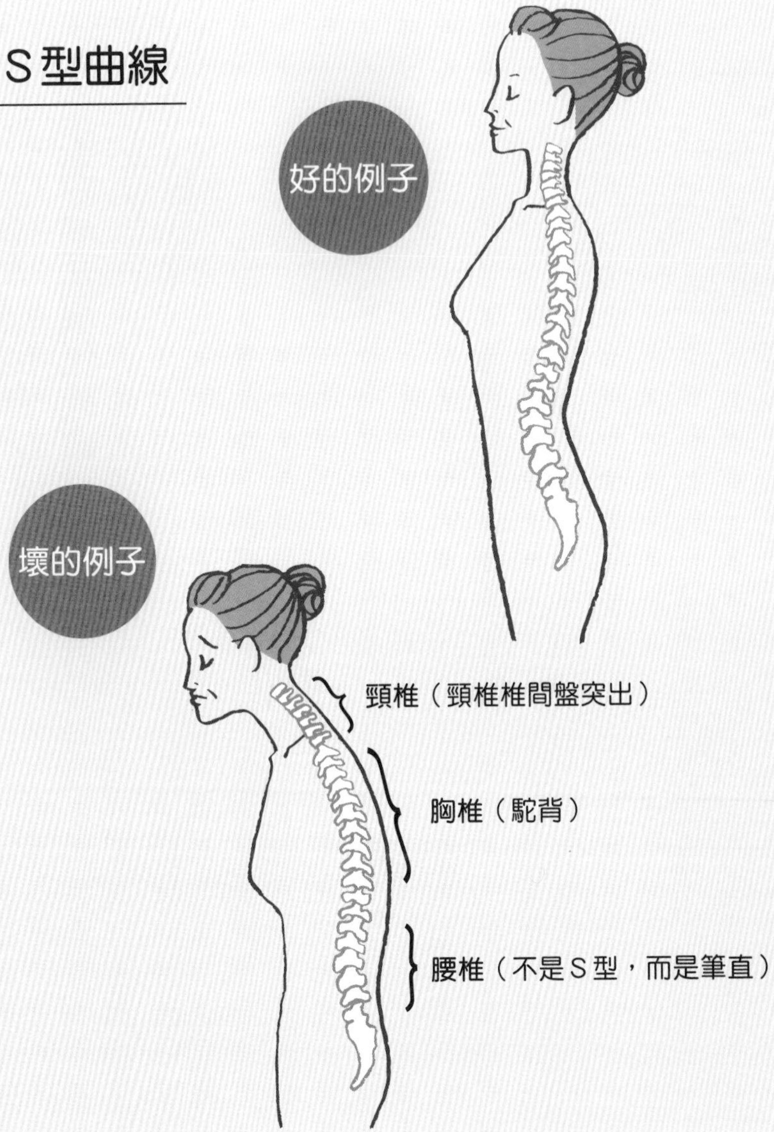
好的例子
壞的例子
頸椎（頸椎椎間盤突出）
胸椎（駝背）
腰椎（不是S型，而是筆直）

意外！坐著反倒會造成負擔，久坐腰痛在現代社會日漸普遍

我們再來繼續討論現代社會關節痛患者大幅增加的話題。

僅次於手機和智慧型手機的惡源，就是長時間的久坐工作。

以前的辦公室工作，得拿列印文件、送文件給上司、外出寄信等許多需要站立和走路的工作，但近年來的辦公室工作則是一整天都坐在電腦前，因為大部分的工作都能用電腦來完成。

那麼，請大家思考看看，為什麼久坐不好呢？

坐著不是比站著還要輕鬆，給腰部帶來的負擔比較少嗎？但其實正好相反！

請看一下第31頁的插圖，圖片標示出脊椎所承受到的壓力。假設以正確姿勢站立時所承受的壓力為「1」，那麼坐著時所承受的壓力便是其一．五倍。這樣的結果是不是讓你很意外？

那是因為站立時，腳和膝蓋等整個身體吸收了所有的壓力，但坐著時，所有壓力便都由脊椎到腰來承受，幾乎無處可去。

而且一．五倍的壓力是在正確坐姿的情況下。若是脊椎的S型曲線變形，坐姿不良的話，脊椎承受的壓力會變成一．八五倍，造成的負擔更大。

關於這一點我之後會再詳細解說。現在來說，正確坐姿是視線直視前方的狀態。但大家在打電腦時會如何呢？若是使用桌上型電腦的話姿勢都還可以，但在使用筆記型電腦時，很多人就會變成低頭的狀況，如此一來，頭便會向前，使S型曲線變形。伸出雙手在使用鍵盤時，就會駝背，這與在使用手機和智慧型手機時的情況是一樣的。

如果坐姿不正確，會給脊椎帶來非常大的負擔。

此外，一整天都看著電腦螢幕，會讓眼睛過於疲勞，這也是造成肩頸僵硬的最大原因。

在這樣的狀況下，每日從早到晚工作，當然會給脖子、肩膀、腰部帶來很大的負擔。

在辦公室工作的人容易會有腰痛，因此稱為久坐腰痛。有這樣的名稱出現，正表示那已是現代社會日漸普遍的毛病了。

話雖如此，大家也不可能站著工作，所以至少坐姿要正確，一小時要做一次伸展運動，讓身體放鬆等等的自我保護措施。因此，首先要有意識地保持正確的姿勢。

脊椎所承受的壓力

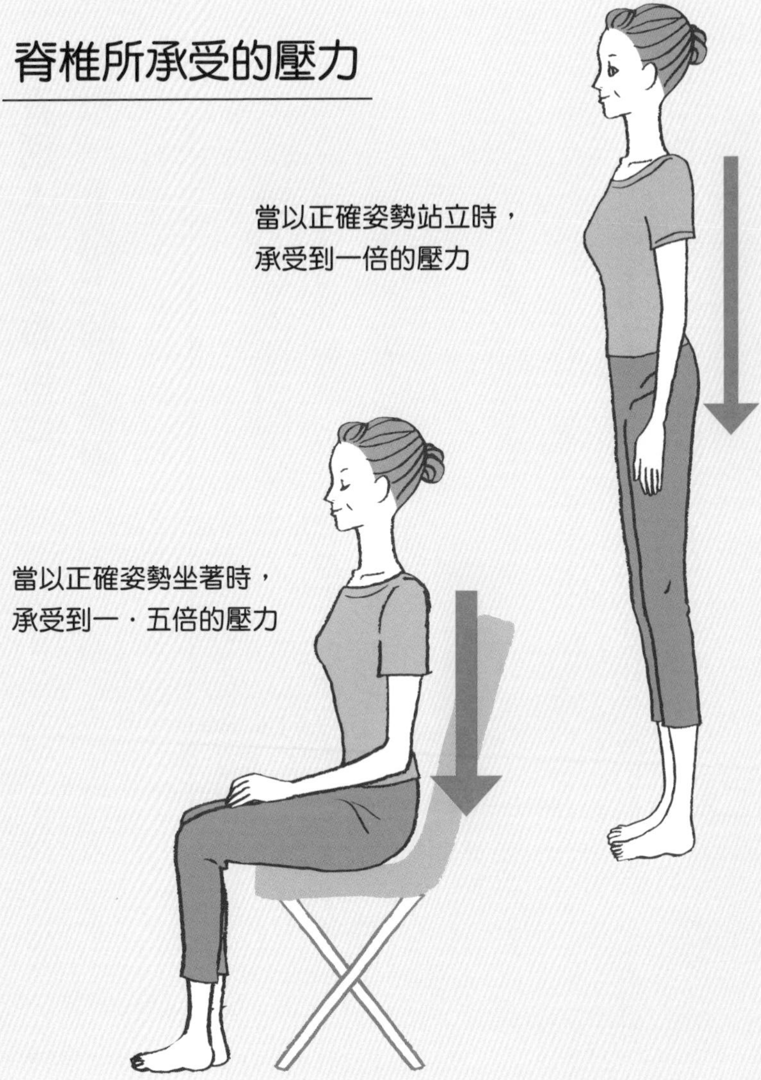
當以正確姿勢站立時，
承受到一倍的壓力
當以正確姿勢坐著時，
承受到一．五倍的壓力

看看別人，調整自己，觀察一下路上的人們吧

我們來做個有趣的實驗吧。

在捷運裡、街頭、辦公室等地方，環顧四周，觀察一下其他人。周圍那些人的姿勢如何呢？

在捷運裡，有人駝著背在打瞌睡，而旁邊的人玩智慧型手機玩得入迷，還有人歪斜著身體靠在牆上。

在路上等紅綠燈時，有些人仍在操作智慧型手機，他們是不是臉朝下、頭往前傾呢？站姿又是如何？是否有人挺直背脊、往前看，以正確的姿勢站立呢？

在辦公室也一樣，是不是很多人都以前面所說的不良姿勢在操作電腦呢？

不良的姿勢是會養成習慣的。

例如說，很多人習慣讓頭和身體往前傾，不知不覺中便覺得這樣的姿勢很輕鬆，結果長期下來反而變得痛苦。所以大家在使用手機、電腦等物品時的姿勢會變成習慣，無論走路或站立時，一不留神就會身體向前傾。反過來說，若不有意識地做，是無法保持正確的姿勢的。即便是教導大家要保持正確姿勢的我也是如此，只要一鬆懈，不知不覺中就會變成不良姿勢。突然注意到，我才會挺直背，這是常有的事。

最重要的是，當你意識到時，就要立刻調整成正確姿勢，一天能做幾次就幾次，這才是重點。

觀察街頭人們

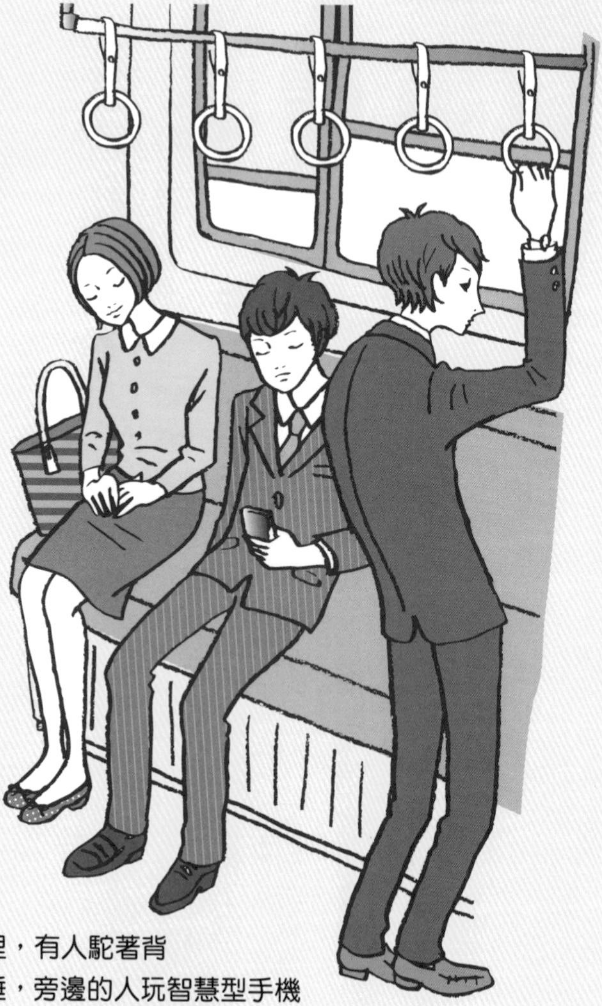

在捷運裡，有人駝著背
在打瞌睡，旁邊的人玩智慧型手機
玩得入迷，大家都姿勢不良。

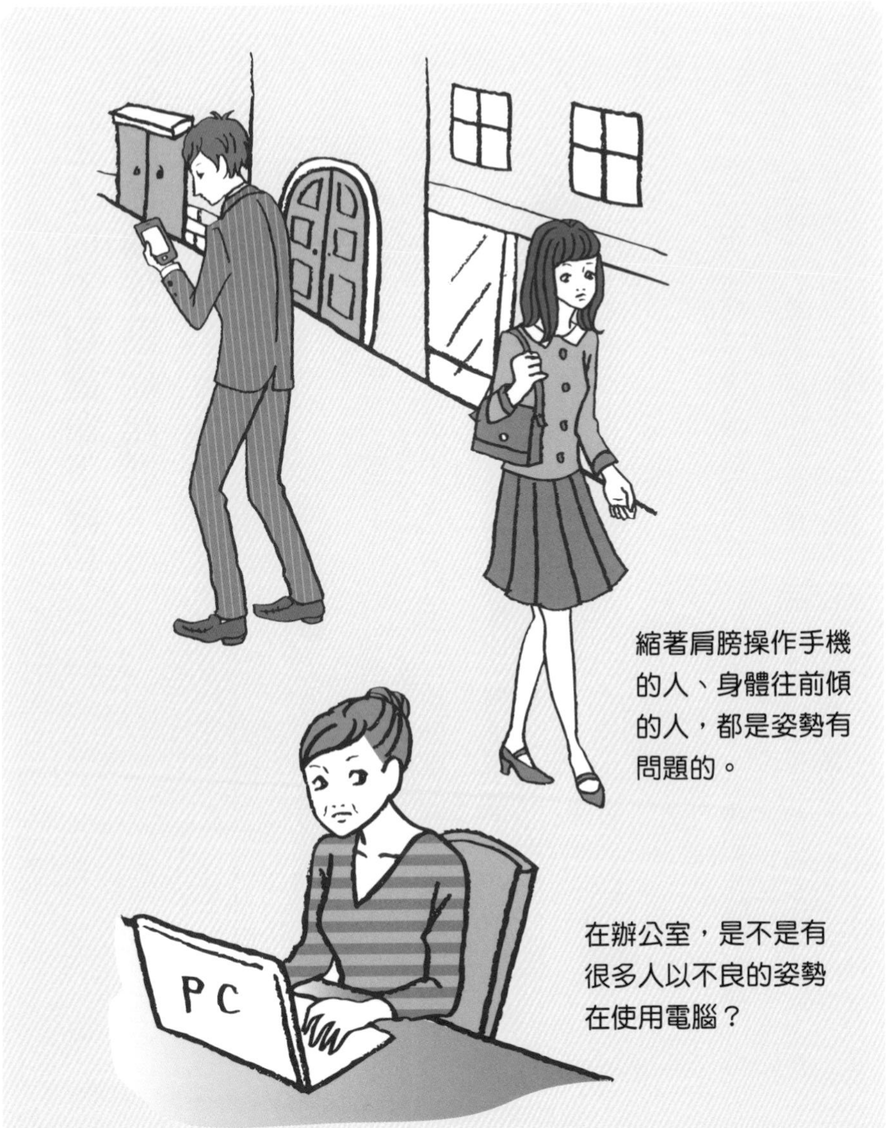
縮著肩膀操作手機的人、身體往前傾的人，都是姿勢有問題的。
在辦公室，是不是有很多人以不良的姿勢在使用電腦？
PC

日本人的平均壽命下降!?
遠離運動障礙症候群

依據二〇一二年的統計資料顯示，日本人的平均壽命，女性是八十六．四一歲，男性是七十九．九四歲，是世界排行第一，且每年都更新紀錄。這個數字正代表日本人身體健康，是很值得誇耀的事。但持續成長達幾十年的長壽傾向，將從現在七十歲的人開始下降翻轉，實在令人擔憂。

為什麼呢？

我猜想可能是因為現代社會結構的改變，手機和智慧型手機已經很普及，電腦引進辦公室裡也已經超過二十年。現在七十歲的人，在工作生涯的後半時期，正好是電腦引進的時候。

如果是現在六十歲、五十歲的人，情況又如何呢？當時電腦引進時，正好是他們工作的全盛時期，使用電腦應該是很頻繁的。

這個年代的人關節異常和運動器官症候群，很可能得到統稱的運動障礙症候群（locomotive syndrome）。如果不早日發現並改善，只會讓症狀更為惡化。

肩頸僵硬、腰痛、膝蓋痛不單單只是關節出問題而已，也會造成血流不順、內臟疾病、生活習慣病等。此外，因壓迫到許許多多的神經，便容易引發荷爾蒙失衡的問題，還會引發精神方面的疾病。

所有的身體問題都是有關聯的，請你仔細思考，只要能治好關節痛，身體的其他狀況也可能會得到很大的改善。

當身體變遲鈍時，正是關節年齡老化的證據

大家是否曾聽過「關節年齡」這個詞？

年輕時，身體很靈活，許多動作都能做得很俐落。但隨著年紀增長，不知不覺中動作便越來越遲鈍了。你是不是曾有過在應該能跳越過的水溝前，突然停下腳步呢？

為什麼年紀增長後，身體的活動會變遲鈍呢？

一言以蔽之，那就是關節的可動區域變窄了。

以前能確實伸展的關節沒辦法伸展、原本能大幅度彎曲的關節沒辦法順利彎曲了。各個關節的可動區域變窄了，身體的活動自然變得

遲鈍。

一般相信，這種不佳的狀況從二十歲開始便每況愈下，而且這種關節的可動區域變小等情況，是不可能會有自覺的。於是，放任這種不佳狀況持續下去，當然就讓遲鈍的現象越來越嚴重了。

也就是說，關節年齡日漸老化。

一般來說，關節機能退化的白熱化多半是在四十歲前後。這時有些人已經出現肩膀抬不高，也就是出現四十肩的症狀。此外還有閃到腰、膝蓋痛等情況。

當出現這種症狀時，代表黃色警示燈已經亮起，有必要早點花心思來保養關節。

如果不這麼做，等你年屆高齡時，罹患身體不能動的運動器官症候群、運動障礙症候群的風險，恐怕會相對提高。

以奇特的點子來預防臥病在床!?

運動障礙症候群是從關節狀況不佳開始，然後演變成肌力不足、運動能力低下的現代病。如果症狀持續惡化，會變成無法隨心所欲地活動，也就是說將來有臥病在床的風險。

所以，我想了幾個預防運動障礙症候群的對策。

首先，可以開發一款APP——當你姿勢不良時，智慧型手機就會發出警告聲。

利用智慧型手機的相機來監視使用者的姿勢，分為五個階段，若是最差的情況，除了會發出警告聲外，還會自動把手機的電源關掉。

前面我提出大家在使用手機時，要把一隻手放在另一側的腋下，將手機畫面抬高等建議，這個點子我是非常有自信的。請務必認真考慮。

接著，我想要向全國辦公室工作的眾多公司社長提出建議。是否能每天幫社員變換工作內容呢？因為改變工作內容的話，便能變換使用的肌肉和姿勢。例如，第一天做事務工作，第二天做業務，第三天送貨，第四天做管理職，這樣一來，便能大幅減輕員工的腰痛！

不，不，這是沒辦法實現的。若真有能每天變換工作的世界，那就變成科幻世界了。

以上純屬玩笑話，但大家要有運動障礙症候群持續惡化中的危機感。本書將介紹能實際進行的改善方法。

酒井式關節矯正走路法，是使關節動作流暢的終極方式

現在我要開始認真的說明。

在現代社會中，要讓失去漂亮曲線的脊椎和關節恢復健康狀態，該怎麼做呢？

我很有自信地推薦大家本書的主題——走路。

請不要覺得失望。我所開發的「酒井式關節矯正走路法」，不僅不會對腰部造成負擔，還能使所有關節的動作重新變得流暢，是最終的方法。

而且不只是對關節痛有用，連內臟疾病、神經類疾病、婦女病、

高血壓、高血糖等，都能發揮效果！

我好像是在發表選舉演說一樣，但這表示你能期待「酒井式關節矯正走路法」會有很大的成效。

關節不靈活的退化狀況，就像汽車久未發動，引擎會生鏽，運轉會不順暢一樣。如果以正確的方式來走路的話，關節的靈活度自然會變好，關節的活動也會變得健康，這就是重點。

至於其他疾病，改善血流則是關鍵。

酒井式走路法特別重視小腿的收縮。從心臟打出來的血液送到身體各處後，會再回到心臟。也就是說，送到腳趾頭的血液以與重力相反的方向，垂直地往上送回心臟，因此要將血液往上打需要很大的力量。

這個時候發揮功能的則是小腿，因此小腿的肌肉若不夠強健，血管輸送血流的力量就不夠，自然無法將血液打上心臟。如此一來，全身的血液循環就不好，於是前述的各種疾病便會一一出現。

此外，酒井式走路法也能有效地活化神經系統。神經系統與血液循環同樣重要，因為神經系統一旦受到壓迫，便會引發頭痛、頭暈、耳鳴、憂鬱等症狀，不容小覷。

不過，若你期待能達到效果，便要有某種程度的覺悟。因為如果你只是毫無意識地隨意走走，那就沒什麼意義了。跟姿勢一樣，走路的方式是最重要的。

老實說，這要做到並不輕鬆。你只要稍一放鬆，便會回到原本的不良走路方式。因為跟不良姿勢一樣，不良的走路方式同時也是比較輕鬆的走路方式。

一步一步，有意識地調整走路方式，不消五分鐘，你便會汗流浹背。這也正是酒井式走路法發揮功效的證據。

若是走法不正確便沒意義，請有意識地走路

現在，我們立刻來確認一下酒井式關節矯正走路法的走路方式。

先從正確的站姿開始。頭頂往上延伸，背部挺直。因為脊椎原本就是呈S型曲線，所以要意識到這一點是很難的，倒不如想像自己的背後放了一塊板子，比較容易讓背部挺直。

站姿正確的話，後腦勺、肩胛骨、屁股、後腳跟應該會在同一直線上。請你將背靠在牆上站立看看。如果你無法掌握這種正確的站姿，就沒辦法開始。

你是不是肩膀往前、身體縮起來了？要打開肩膀、略微挺胸比較好。手垂直往下，肩膀放鬆，不需要多餘的力氣。

正確的走路方式

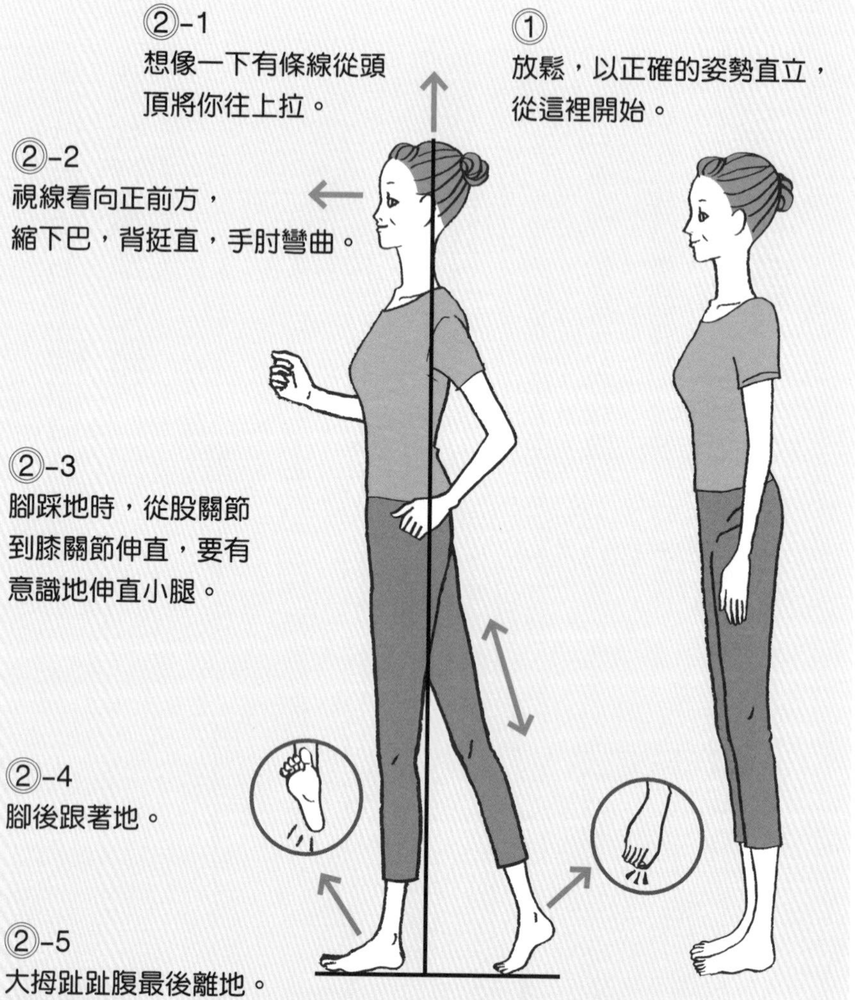
②-1
想像一下有條線從頭
頂將你往上拉。
①
放鬆，以正確的姿勢直立，
從這裡開始。
②-2
視線看向正前方，
縮下巴，背挺直，手肘彎曲。
②-3
腳踩地時，從股關節
到膝關節伸直，要有
意識地伸直小腿。
②-4
腳後跟著地。
②-5
大拇趾趾腹最後離地。

重心要放在中心略微向前的位置，視線朝正前方、縮下巴，保持正確姿勢。步幅放寬，手肘彎曲，有節奏地擺動手臂。要有意識地做這個姿勢，請持續走五分鐘。

然後，視線請朝正前方，若是看著稍遠一點的地方，頸椎便會呈現漂亮的曲線。很多人常常會低著頭，這一點要特別注意。

好，開始來走路。

來確認一下走路方式吧。

你是不是身體往前傾？是不是感覺到有七成的重心在後面呢？

雖然身體往前傾感覺能走得比較快，但走得快一點都不重要，還不如常常有意識地以正確的姿勢來走路。

將身體放在前腳與後腳的正中央，縮小腹，不要駝背！

下一個要注意的點是，後腳的股關節與膝關節要伸直。如果後腳的膝蓋是彎曲的話，那小腿就沒運動到了。

最好的作法就是大拇趾的趾腹最後離地。只要做到這一點，膝蓋就能完美地伸直。

相反的，著地時要腳後跟著地。後腳的大拇趾離地，前腳的後腳跟著地。好，你來走看看吧。不用走很快。

你有確實看向前方嗎？沒有往前傾吧？後腳的膝蓋有打直嗎？挺胸，縮下巴，呼吸要配合步調。好，吸氣，吐氣，吸氣，吐氣。

什麼？要求太多了？

正因為要求多，才會有效果啊。

等到你習慣後，來擺動一下手臂吧。請輕輕握拳，手肘彎曲九十度，肩膀不要用力，雙手自然擺動。擺動的幅度不需要太大，盡量自然地擺動。

如何？說實在話，真的滿難做到的。

只要走路姿勢正確的話，只要走五至十分鐘，小腿和背脊應該會感到疲憊。請以此為指標。

與站姿、坐姿一樣，只要一鬆懈，走路姿勢立刻就會變成錯誤的姿勢。因此，要保持這樣的走路姿勢是比較困難的。更重要的是要常常意識到這件事。

這種走路法會運動到肩部、腰部、股關節、膝關節、腳踝等重要關節。請藉由每天的走路，來保養你的關節與小腿。

酒井式治療療程的重點是不顯眼的關節——薦髂關節

前面我提到過，人類的身體有四百個關節，擁有健康關節的人，所有關節都能流暢地活動。

相反的，如果四百個關節中有某個關節退化、卡住，動作就會變得不順暢。

請聯想一下手錶等精密機械，如果手錶裡有一個小齒輪卡卡的、無法正常轉動的話，會怎麼樣呢？接著，便會影響到旁邊的齒輪，最後就無法顯示出正確的時間。

人類的身體也是同樣的情況。如果某處的關節無法正常運作，便會產生動作不流暢的現象，進而引發疼痛。相對的，一個關節狀況不佳，緊接著便會擴及到其他關節、肌肉和神經。

這就是運動障礙症候群的開始。

最先開始惡化的多半是固定的關節，也就是頸椎、腰椎、薦骼關節、股關節、膝關節等，因為這些關節主要是支撐體重的，所以也被稱為負重關節。

其中，有一個大家不太熟悉的關節。

那就是薦骼關節。

其他的關節，不論是頸、腰、股、膝蓋等，都一目了然，知道那是支撐體重的關節。

但是，我最重視的就是薦骼關節。

首先，請你再看一次第27頁的插圖，請確認一下腰椎前方的薦骨位置，那是支撐脊椎的重要部位。

接著，請看第53頁的骨盆插圖。骨盆並不是由一塊骨頭組成的，而是由好幾塊骨頭所構成的，薦骨就位在骨盆的中央。

然後，從薦骨兩旁橫向大大伸展出去的是髂骨。通常說到骨盆，或許大多數人都會想到這個骨頭。

出狀況的薦髂關節，就是連結薦骨與髂骨的關節。

我想很多人都會感到驚訝：咦？那種地方有關節嗎？雖然說是關節，但其實不過只有二至三公釐，是個不起眼的關節，因此大家通常不會感受到它的存在。

不過，薦髂關節雖然並不起眼，卻是非常重要的關節。它的任務是支撐身體的重量、防止從外部來的衝擊，而且，薦髂關節很容易卡住。

因此，我的治療重點便是將卡住的薦髂關節恢復原狀。

骨盆構造

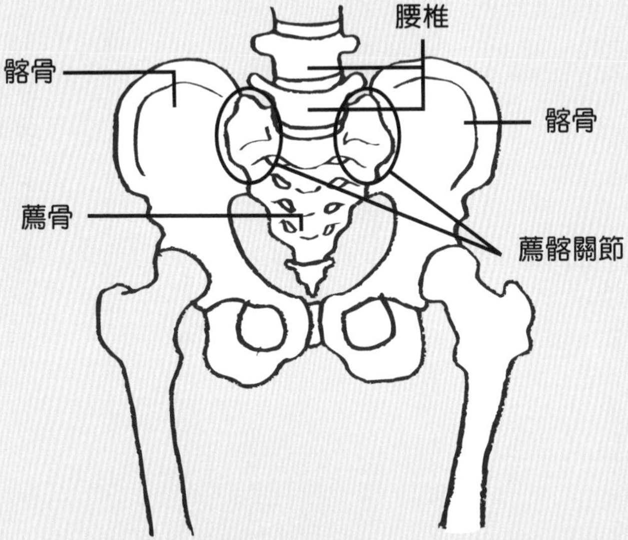

這是從正面看骨盆的樣子。薦髂關節是連結髂骨與薦骨的關節。這只有二至三公釐的關節，維持著全身的姿勢，是身負重任的關節。

關節囊內矯正
是將卡住的關節恢復原狀

我所開設的酒井診所集團，專門處理肩頸僵硬、腰痛和膝痛。一天有一百七十位病人來就醫，其中許多人表示，他們去醫院就診，醫生都都對他們說：「原因不明」、「沒辦法改善」、「請貼藥布，好好休息」等。這些絕望的人被稱為「腰痛難民」。

而在我的診療所中，受到許多人信賴的治療方法就是「關節囊內矯正」。這種治療能使卡住的關節恢復正常，活動變好。

我現在來說明一下關節囊內矯正的方法。

所有的關節都被包覆在關節囊中，而關節囊內充滿滑液，使關節囊裡的骨頭能自由、滑順地活動。

但是，一旦關節囊中的骨頭相撞、卡住的話，活動範圍便急速受限。拿之前所述的手錶來說，就是齒輪的動作變得遲鈍的狀態。

像這樣，一有小關節出問題的話，便會給周圍的肌肉和韌帶帶來壓力，最後就會造成腰痛和膝痛的症狀。

經由手技讓鎖住的關節恢復原狀，這就是關節囊內矯正。具體來說，就是以溫和的力道按壓患部，當然，這需要特別的技術。

在我的診所裡，工作人員每天熟練地幫患者進行療程，就如同經驗豐富的鐘錶修理師讓齒輪流暢地運轉般。

然後，很多人因此不再受肩頸僵硬、腰痛、膝痛所苦，開心地回家，也有些人會含淚地感謝我們。

再說清楚一點，這個卡住的狀況最容易發生的部位是骨盆裡的薦髂關節。大部分的人都沒想到造成膝痛和肩痛的原因，竟然是來自骨盆。

聽到這裡，常有人會生氣地說：所以為了要接受關節囊內矯正，果然還是得預約「酒井診所集團」，不是嗎？為了回應這樣的意見，我開發了利用網球的獨特伸展運動，將在下一章為大家做解說。

這種伸展運動很簡單，而且跟做薦髂關節的關節囊內矯正有同樣的效果。如果你的症狀輕微，立刻就能減輕疼痛。

就當作接受我的治療，請每天早上有耐心地持續做，一定會有成效的。

關節囊內矯正

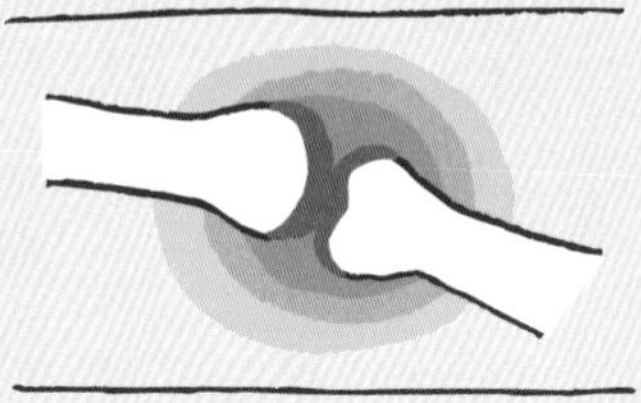

關節被包覆在充滿滑液的關節囊裡，關節痛是關節囊裡的關節軟骨出現卡住的狀況。

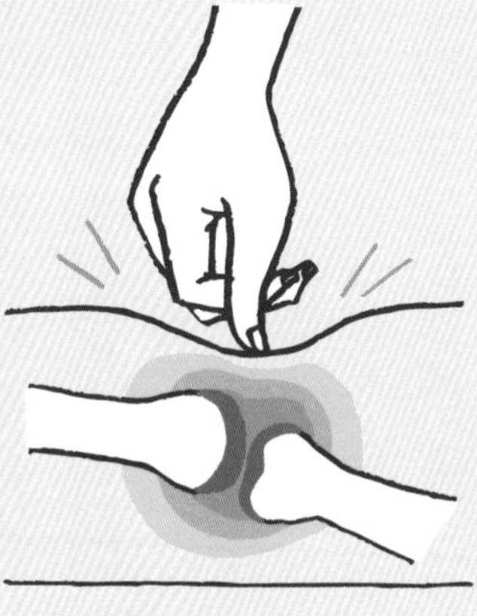

藉由整復，將鎖住關節的可動範圍增大，這便是關節囊內矯正。

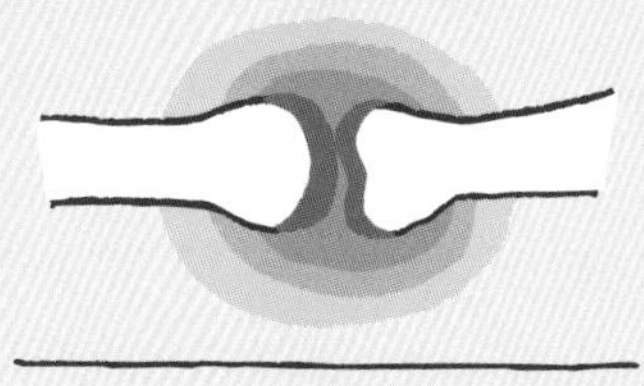

經由關節囊內矯正，使關節回復正常狀態，便不會再感到疼痛。

即使疼痛減緩，若沒痊癒還是會復發，預防臥病在床，保養關節是很重要的

我來整理一下前述的內容。

現代人日漸出現的肩頸僵硬、腰痛、膝痛，原因來自於日常生活的姿勢不良。不僅是站姿、坐姿、走路姿勢，甚至連睡姿等，全都有關。

就我所看到的，有正確姿勢的人低於百分之五，非常之少。以前大家常說模特兒的姿勢很好，但因近來的生活習慣，我想並不能如此斷言。

在日常的姿勢裡，特別是坐姿，更需要多加留心，因為坐著會給脊椎帶來一・五倍的負擔。尤其是一天坐超過六小時的人，需要特別

注意。最近的調查報告也顯示，長時間久坐的人比較短命。

但，調整成正確姿勢的話，或許能夠預防，卻無法痊癒吧？我有聽到這樣的聲音，不過，這樣的想法是不對的。肩頸僵硬、腰痛、膝痛的症狀即使減緩，但過一陣子後疼痛又會再回來，也就是很容易復發。

這是為什麼呢？

答案很簡單。因為疼痛減緩的狀態，並不是痊癒。如果無法改正造成疼痛的不良姿勢的話，疼痛必定會再次找上你。正確的姿勢不僅能夠預防，而且也能治癒。

如果只是暫時抑制關節痛的疼痛感，那是沒有任何意義的。你貼上藥布，好好休息，這樣做或許確實能減緩疼痛，但並不是治好了，只是抑制了疼痛的感受。

據說三十歲到五十歲時期的生活方式，會對年過六十之後的運動機能造成影響，所以你只要平日保持正確的姿勢，就能做到充分保護關節，為日後的健康做足準備。

如果你將來不想臥病在床的話，請一定要留意關節狀態。

此外，我想再次強調這一點——保持關節的健康，與全身健康息息相關。

我想向大家推薦的是酒井式走路法。我所開發的走路法不但能使關節的動作流暢，而且能使血流順暢，具體來說，也能提升小腿的肌力。

我會在後面的章節更加仔細說明，請你一定要實踐看看。

第二章

擊退肩頸僵硬

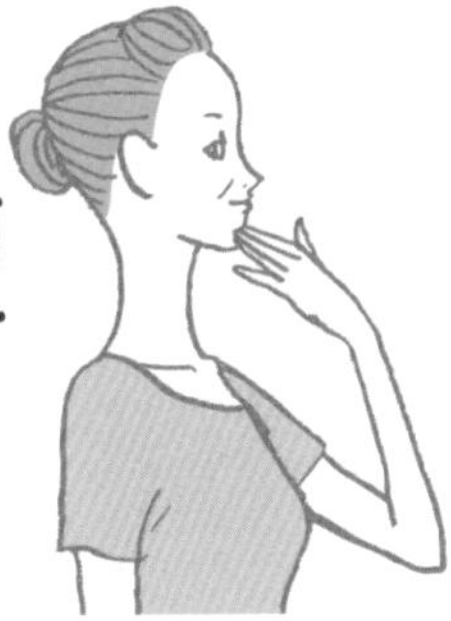

造成肩頸僵硬、頸痛的最大原因是頸部僵直

我已經強調過造成關節痛的原因是不良姿勢所造成的。那麼，我們就來看看姿勢變差的順序是如何。

我想一定很多人會回答：「應該是駝背，也就是大家常說的貓背吧。」

正確答案是脖子，出乎你的意料之外吧。

就如同我在第24頁所做的說明，頸椎是由七塊骨頭所構成的。就如同脊椎有漂亮的S型曲線一樣，七塊頸骨也有漂亮的弧度，這個弧線擔負避震的重任，且支撐六至七公斤的頭部。

頸椎的曲線消失，變直且僵硬的症狀，便是「頸部僵直」。

造成頸部僵直的原因，很有可能是過度使用手機、智慧型手機、打電動、打電腦等。因為很少將視線看往前方，而是經常處於低著頭的姿勢，所以使頸椎的骨頭變直了。

頸部僵直後，會出現哪些不舒服的狀況呢？

你一旦有頸部僵直的症狀，就會變成頭部常常往前突出的狀態。如果是這樣的狀態，原本七公斤的頭就會變成二十一公斤重。

不難想像，要承重二十一公斤的頭，周圍的肌肉和韌帶得承受多少壓力。造成肩頸僵硬、頸痛的原因正是頸部僵直。

肩膀僵硬的話，即使是按摩，也只是暫時的處置。必須調整頸部的姿勢，讓頸椎恢復弧線。

頸部僵直

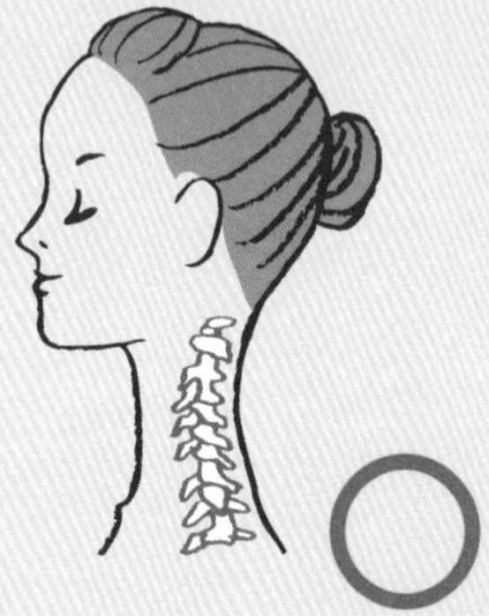

頸椎是由七塊骨頭所構成，就如插圖所示，漂亮的弧線是正常的狀態。

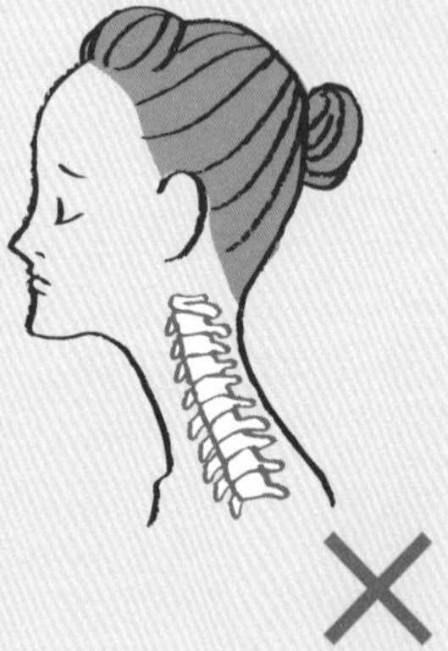

因為持續久坐和站立工作，如插圖所示，變成頸骨僵直、下巴往前的狀態，這種狀態就稱為頸部僵直。

不良姿勢較輕鬆，頸部便會不斷往前

該如何判斷自己是否有頸部僵直呢？

首先，背靠在牆上，自然地站立。然後將肩胛骨、屁股輕靠在牆上，這時如果頭與牆壁之間有空隙的話，很抱歉，你就有頸部僵直的情況。

據說現在有八成的日本人都有頸部僵直的問題。因為大家從小就頻繁地打電玩和使用手機，因此頸部僵直就有年輕化的傾向。我常見到才二十多歲的年輕人便有嚴重的頸部僵直。

許多人對於頭部要保持垂直，意外地感到痛苦，大家多半覺得將頭往前傾比較輕鬆。

例如坐在捷運裡時，你會做什麼？是看書嗎？玩智慧型手機？還是小睡片刻？

無論你在做什麼事情，是不是多半都處於頭往前傾、彎腰駝背的不良姿勢？

維持正確的姿勢是需要有意識和努力的。但是坐在捷運裡時，幾乎沒有人意識到要努力地維持正確的姿勢，所以有八成的人都有頸部僵直的現象。

收下巴、頭擺正、骨盆豎直。如果你常有確認自己姿勢的習慣，當姿勢不良時便會立即意識到，如此就很容易達到改善的效果。如果你不努力的話，就會慢慢養成給關節帶來負擔的姿勢。

頸部僵直的診斷

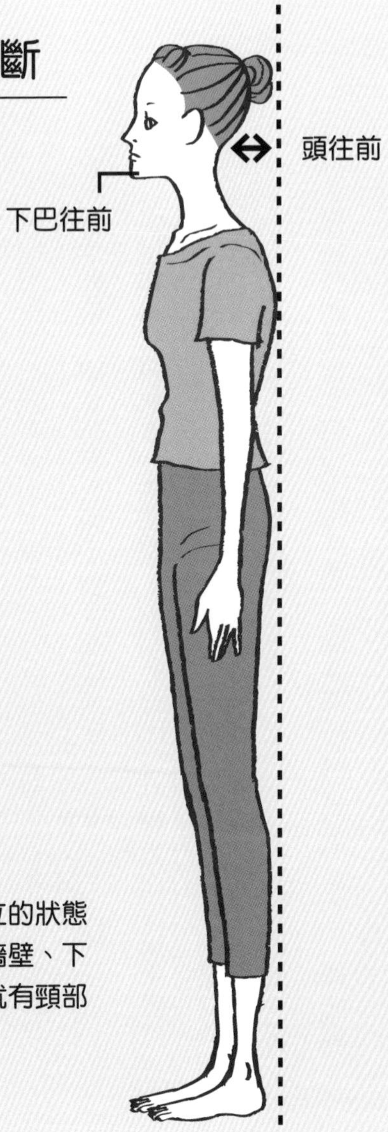

當背靠著牆，自然站立的狀態下，若是頭無法碰到牆壁、下巴往前的話，那麼你就有頸部僵直的情況。

一旦壓迫到頸部的神經，可能引起精神方面的問題

骨頭與骨頭之間有緩衝的東西，這就是椎間盤。當然七個頸椎之間也有椎間盤，讓骨頭與骨頭不會互相碰撞。

但是如果有頸部僵直的情況，椎間盤會因受到壓力而變成不自然的形狀，這將會引發頸椎椎間盤突出和頸椎病等疾病。

如果有頸椎椎間盤突出等毛病，關節部分就會變得狹窄，因而壓迫到經過其中的神經。頸部有不少專管內臟運作和調節體溫等重要功能的自律神經。

此外，還有許多血管經過。

這些神經和血管一旦受壓迫，便會引發肩頸僵硬、頸痛、手麻、頭痛、暈眩等各種不適症狀。

嚴重肩頸僵硬的人還會有頭痛、耳鳴、想吐、焦躁等狀況。

另外，因為這些不適而造成血流不順，還會引發血壓上升、內臟功能不佳、體重增加、皮膚出狀況等現象。

嚴重肩頸僵硬的人來到我的診所，我在病患的頭與頸部交接的關節（枕骨和第一頸椎之間）施予關節囊內矯正術。這種治療很有效，不僅肩頸僵硬，連焦躁和沮喪等精神方面的問題、內臟不適等症狀都徹底解決了。

頸部是與頭部連結的重要部位，必須特別留意，才能維持健康。

肩頸周圍發生的各種疾病

我前面已說明了頸部周圍所發生的症狀，有肩頸僵硬、頸痛、頸椎椎間盤突出、頸椎病等，以下，我再列舉出其他可能引發的疾病。

● **緊張性頭痛**

因為長期低頭的姿勢，頸部後面的肌肉緊繃，因此會引發肩頸僵硬與頭痛。

● **揮鞭症候群**（whiplash injury）

因車禍等情況而傷及頸部與周圍的肌肉和韌帶，造成頸部疼痛，使頸部難以轉動，出現感覺異常的狀況。

● **頸後交感神經症候群**（Barre-Lieou syndrome）

因頸椎椎間盤突出、頸椎病、揮鞭症候群等原因，引發耳鳴、暈眩、想吐等自律神經失調，最後演變成憂鬱症。

● **胸廓出口症候群**（thoracic outlet syndrome）

因壓迫到鎖骨附近的神經和血管，而造成肩頸僵硬和手臂發麻。

● **落枕**

因睡覺時頸部到肩部的肌肉過度拉扯所引發的頸部疼痛，造成落枕的原因多半是枕頭過高。

● **四十肩、五十肩**

因肩關節的組織發炎所造成的，使肩部到手臂活動困難。

這些多半和頸部僵直有關，請嘗試看看酒井式關節矯正走路法和簡易關節囊內矯正術。

走路加入伸展運動擊退肩頸僵硬

酒井式關節矯正走路法能有效改善肩頸僵硬和頸痛。現在我要介紹給大家的是走路加入伸展運動，效果會更好。

造成肩頸僵硬的最大原因是頸部僵直，也就是頸部周圍的肌肉僵硬。為了鬆開這些肌肉，就要配合步伐節奏，慢慢地前、後、前、後擺動頸部。接著朝左右轉動，右、左、右、左地動，請感受一下頸部根部周圍肌肉在伸展的感覺。

現在請你抬頭挺胸地走路，將手肘盡量往旁邊張開，再往後拉。重心在後面，這個動作應該很舒服。

接下來，雙手在背後交握，讓頸部到背部的肌肉放鬆，一邊走一邊做，應該很有韻律感。

好，現在把手放在頭上，雙手交握，挺胸。做伸展運動時視線要往前，從頭部到臀部是否有成一直線？

最後，將左右肩膀輪流往前挺出，做身體扭轉。一隻腳往前伸，與前腳相反的另一側肩膀也往前探，好，扭轉、扭轉～。

每個人的身體都多少會有前後或上下歪斜，你只要做加入伸展運動的酒井式關節矯正走路法，不僅能鬆開肩頸的肌肉，也能矯正歪斜的身體。

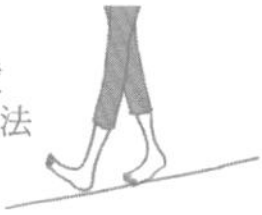

在第一節頸椎和枕骨做頸椎網球伸展運動

好，該來跟大家說說我的消除關節痛的重要方法——關節囊內矯正術。

請先準備兩顆網球，用膠帶將兩個網球黏起來。你可以到三十九元商店去選購，那裡都是賣一組兩個的網球，買來直接就能使用，很方便。

這項伸展運動的重點就是持續做一分鐘。如果你覺得痛，那就代表有療效。

頸椎是由七塊骨頭所構成，要做伸展的是第一節與第七節骨頭。

請躺在地上，將網球放在第一節頸椎和枕骨之間。找一下耳朵後面略

頸部關節囊內矯正術

①
兩耳後方略下面一些是突出的枕骨，再下面一點軟軟的位置即是我們要找的地方。

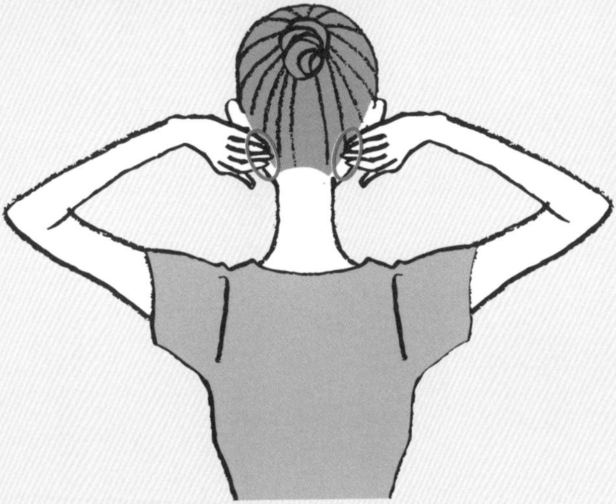

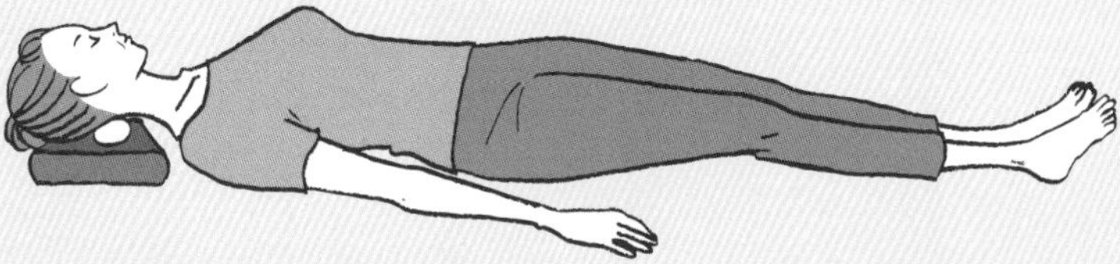

②
將網球放在 ① 所找到的位置，然後仰躺。請放一本書抵住，以防網球滾動。一天做三次，一次做一至三分鐘。

下方的枕骨，位置就在下面一點的地方。為避免網球滑動，請放本書擋住。

怎麼樣？你應該可以感覺到關節慢慢地伸展開來，一天做三次的話，會很有成效。

做頸椎的伸展運動時，可以與第104頁所介紹的薦骼關節伸展運動一起做，效果更佳。

就如同我之前說過的，肩頸僵硬、腰痛、膝痛的原因只有一個，只是碰巧病症發生在頸部。頸部和肩膀僵硬確實都與薦骼關節的卡住有關。

另外，因為理由都相同，所以也能與第135頁的膝關節伸展運動一起做，便能預防膝痛。

常做縮下巴體操，兩週治好頸部僵直

針對頸部僵直，我推薦的是縮下巴體操。這種體操的原理非常簡單，因為長期彎腰駝背而使頸部僵直，為了讓頸部恢復原本的曲線，所以要將下巴往後推。

我的經驗是每三十分鐘做一次縮下巴體操，只要兩、三週，頸部僵直的狀況就會消失。

咦？只要做這種體操就能治好頸部僵直？

你或許不相信，但這是真的。因長期的生活習慣而變形的頸椎，只要做簡單的體操便能修復的話，你怎麼可以不實際做看看呢。

作法非常簡單。首先請將頸部和頭部保持垂直的姿勢，視線直視前方，這一點很重要。然後用手指抵住下巴水平向後推，請不要往下推，而是水平地往後推。

前面介紹的網球伸展運動一天做三次就夠了，但縮下巴體操無論做幾次都可以，只要想到隨時都可以做。

在搭捷運或公車時，只要每停靠一站就推一次下巴；開車時，只要遇到紅燈，就做一次；坐在辦公桌前工作時，每到整點和半點時就做一次。建議大家將這個體操變成日常生活習慣。

縮下巴體操

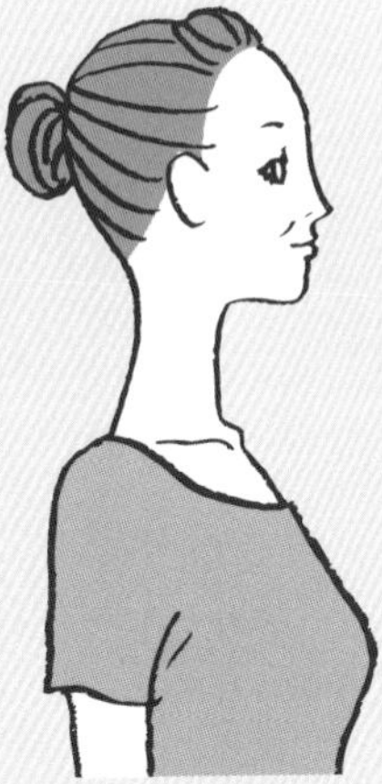

①
首先將背伸直，無論是站著或坐著都OK。

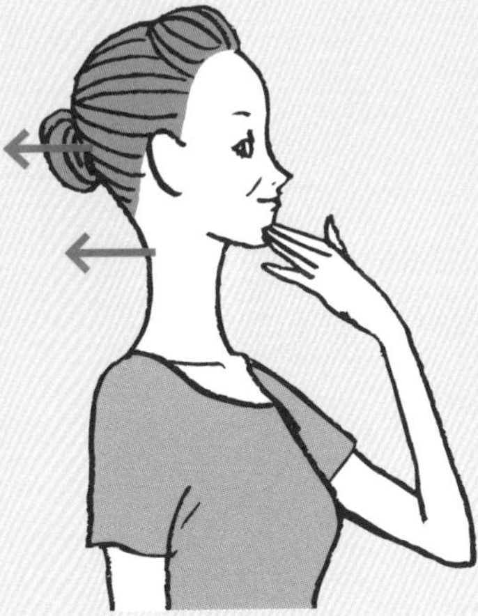

②
用手指抵住下巴向後推，不要低頭，請將頸部向後推，這麼做能預防頸部僵直。

只要拿掉枕頭，便不再受肩頸僵硬所苦

睡覺姿勢也是造成頸椎變形的原因之一。最常見的狀況就是枕頭過高所造成的。枕頭太高的話，便會將頭往上推，而使得脊椎整個變直。

請你先把枕頭拿掉，試躺看看。如果這樣睡不會覺得怪，也睡得著的話是最好了。很多人因為這樣睡覺，讓頸部疼痛和肩頸僵硬的狀況都沒了。

另外，如果睡覺時常翻身的人，可以在頭的左右兩側放上低的枕頭或摺疊的毛巾。你一旦翻身的話，就會變成側躺，肩膀的高度會使

正確的睡覺方式

睡覺仰躺時不要使用枕頭。枕頭太高的話，
容易使背脊變形。

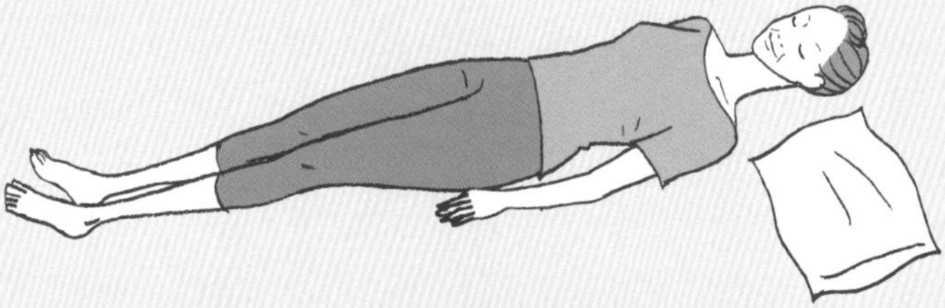

頭的兩側請放上毛巾等，以防止
翻身側躺時頸部過度扭轉。

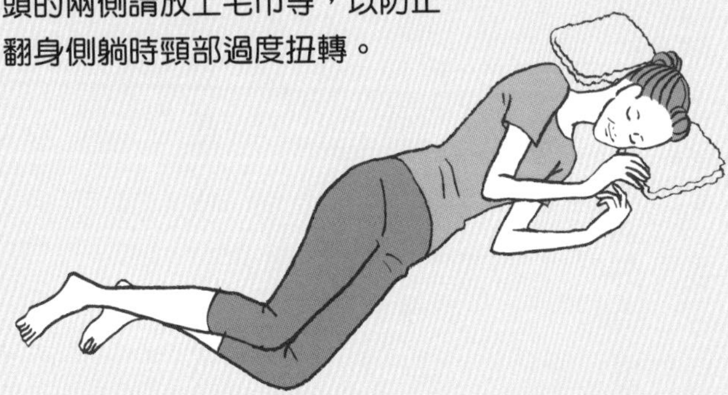

頸部過度扭轉。如果在兩邊放上枕頭的話，側睡時仍能保持良好的姿勢。

我建議使用略硬的墊被，過軟的墊被會使身體過於下陷。如果硬度有五種程度的話，請選用硬度為四的墊被較佳。這種程度的硬度最能使背脊維持自然的曲線。

我們常在電視購物頻道上看到所謂最符合人體工學的高級床墊，基本上，我認為這並不需要。

然後，請務必保持規律的睡眠時間。睡眠時，便是副交感神經在運作的狀態，如果你的睡眠不規律，自律神經就無法正常運作。自律神經失調也是造成肩頸僵硬、頸痛的原因。

家人間相互提醒，使用筆電時要將畫面墊高

在這一章的最後，我來整理一下日常生活中要注意哪些事情，以預防頸部僵直。

首先，不要低頭，要常保持視線向前。一旦視線往前，看到眼前的風景覺得新鮮，便會常提醒自己不要總是低著頭。

當你在捷運裡看報紙和看書時，請將左手放在右手的腋下，提高看報的視線。使用手機和智慧型手機時也是如此。使用智慧型手機時更是要特別注意。

當你使用筆記型電腦時，要用厚一點的字典或穩固的箱子把螢幕

墊高，然後每使用一個小時就要站起來一次，做一下擴胸伸展運動和伸展喉嚨運動。同樣的姿勢維持太久是非常不好的。

家人間也可以互相提醒。以前小時候當我們駝背時，父母與師長都會斥責我們，但現在日本已廢止這樣的作法，因此當我在海外看到父母糾正小孩的姿勢時，便因覺得日本在姿勢調整方面是個落後國家而深到悲哀。

請大家常觀察街上行人的樣子，姿勢正確的人、姿勢不良的人，以觀看各種不同人的姿勢來提醒自己。

然後，也別忘了定期做縮下巴運動喔！

第三章

跟腰痛說 BYE BYE

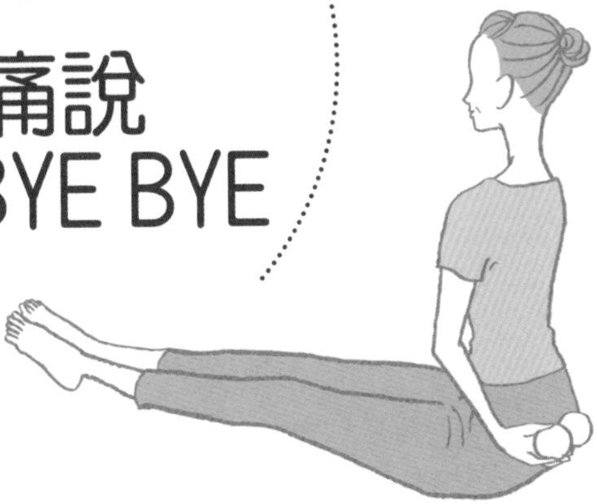

90%的腰痛被診斷為原因不明，只是休息和貼藥布，會成為臥病在床的高風險群

關節痛有很多種，最多患者的情況是腰痛，而且許多人長年受腰痛所苦。

我想腰痛的患者多半會先去骨科就診。許多人痛到難以忍受後去就診，多半得到的診療是「去拍X光片」，然後得到的診斷是「嗯，骨頭沒有異常，是腰痛症」。

腰痛症？那是什麼？

腰痛症是「原因不明，多半是上了年紀的患者」。

然後，接下來的臺詞也是固定的。

「請安靜休息，貼藥布止痛」。

很多人一定都有過這樣的經驗，聽到這種話時，大家普遍會感到失望。

確實在床上休息幾天，貼上藥布，能止痛，但這樣並沒有治癒。如果放著不管，一定又會開始痛起來。這樣不只是復發，而是可能會讓情況更加惡化。

關節的問題分成好幾個階段。

第一階段是感覺到腰痛。你現在肯定深受此症狀所苦，原因多半是日常的壞習慣所養成的，結果造成關節可活動的範圍變小。就如同常在報紙上可見的報導一樣，這樣的狀況即便透過X光檢驗或磁振造影（MRI），都無法得到確認。

第二階段是知覺障礙。知覺障礙是因為椎間盤內壓力升高，神經受到強力壓迫所引起的。具體的症狀有「腳麻」、「腳底沒感覺」、

「股關節的周圍發痠」等。

然後第三階段是運動神經元麻痺。到了這個階段，多半是腦的指令無法傳到下半身的肌肉。這樣的話會如何呢？主要是下半身無法隨心所欲地活動，會出現無法踮著腳尖站立、手指無法順利使用筷子、常漏尿等症狀，是在持續惡化中的狀態。

有一部分的骨科醫生會說「請好好安靜休息」，但這是非常困難的事。安靜休息雖然能暫時不再疼痛，但在不知不覺中，卻會從第一階段進行到第二階段，甚至第三階段，最後恐怕會變成臥病在床。

為什麼呢？因為「安靜休息」的話，關節就不常動，這樣會使關節硬化。雖然說關節運動過度的話容易受傷，但那是只有職業運動選手等很少數的人才會有的問題，一般人並不會有運動過度的疑慮。

請牢記這一點：不活動的關節會老化。要一邊活動關節，一邊治療關節痛，這是基本原則。

其實我也曾受關節痛所苦，多次因閃到腰而痛苦不已，還因頸椎的椎間盤突出，最後演變成輕微的退化性膝關節炎。這是我有過的經驗。

那時，我已經在從事關節痛治療的工作，但當時的治療法並無法治療自己的疾病，這是我的親身體驗。

也就是在那個時候，我發現了第一章所提到的關節囊內矯正術。

腰的疾病有「椎間盤突出」、「脊椎管狹窄症」等個別名稱，所以腰椎有明確異常狀況的話，要經由檢查才能判斷。

但是這只占整體的百分之十，剩下的百分之九十都是「原因不明」的腰痛。請務必相信我的理論，徹底治好使人苦惱的腰痛。

是身體前彎會痛，還是後仰會痛？從了解自己的腰痛開始

雖然都是腰痛，但其實還可以分成很多種類型。以下，我將腰痛簡單明瞭地分成「前彎型疼痛」、「後仰型疼痛」和「其他腰痛」三種。

首先，請依照下面的選項來看看自己是屬於哪一種類型的腰痛，做做自我檢測。因為類型不同，治療的方法也不盡相同。

前彎型疼痛

- 腰與背覺得重和痠
- 腳等處會發麻

彎曲對脊椎椎間盤的影響

前彎型疼痛

因壓迫而引發疼痛

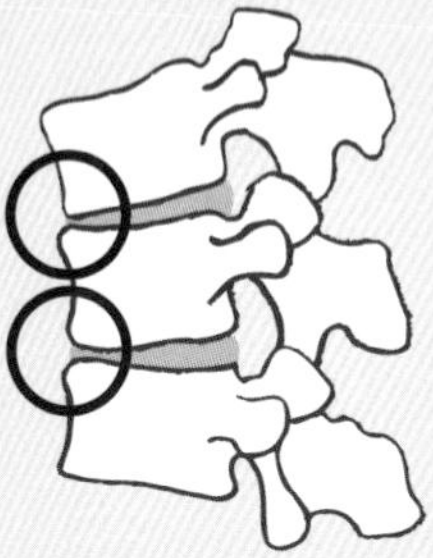

脊椎骨之間有椎間盤，原本厚度都一樣，但因某些原因，使側腹受到擠壓，因此在身體前彎時，就會感到疼痛。

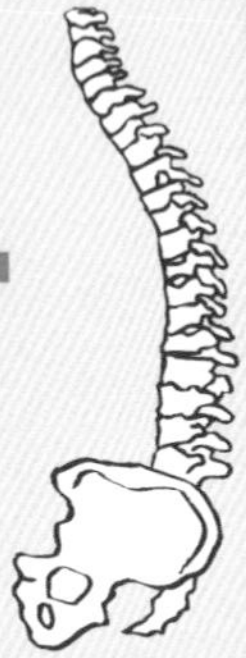

當身體往前彎時，很多人的脊椎在腰的部位就會打直，原本完美的 S 型曲線就不見了。

正常的脊椎

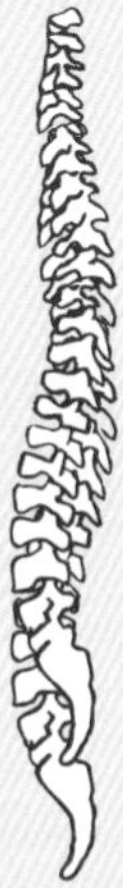

正常的脊椎應該呈現出和緩的 S 型曲線。

後仰型疼痛

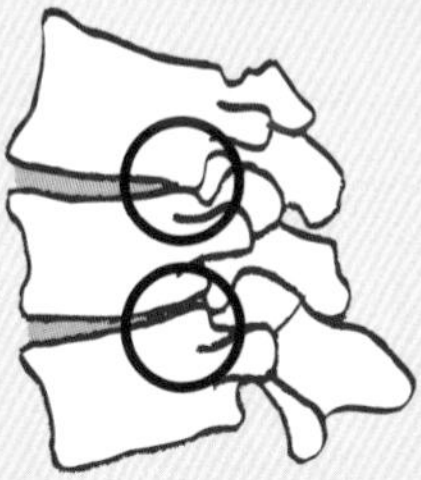

很多人在運動或工作時要將身體後仰，脊椎因而如圖所示般的變形了。

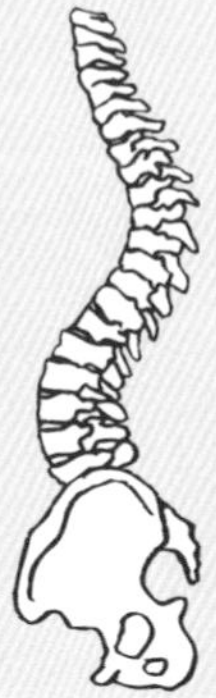

這類型的人因背中側受到壓迫，使腰和腳出現各種不同的問題。

- 久坐的話會覺得痛苦
- 無法踮腳尖站立或用腳後跟站立
- 早上起床時，無法立刻起身
- 在硬地板上無法仰躺

如果你有上述的症狀，那可能就與駝背有關。也就是說骨頭與骨頭之間的椎間盤前側因壓迫而受到擠壓的狀態。

前彎型疼痛主要有下列三種疾病。

● **肌筋膜疼痛症候群**（myofascial pain syndrome，**簡稱** MPS）

腰椎的椎間盤受到壓迫，而造成豎脊椎等腰部一帶的肌肉出現緊繃和發炎的狀態。

治癒椎間盤突出的步驟

①
不斷承受來自左前方的壓力，因此造成左後方出現突出的狀況，像矽利康的髓核被擠出而突出，刺激神經。

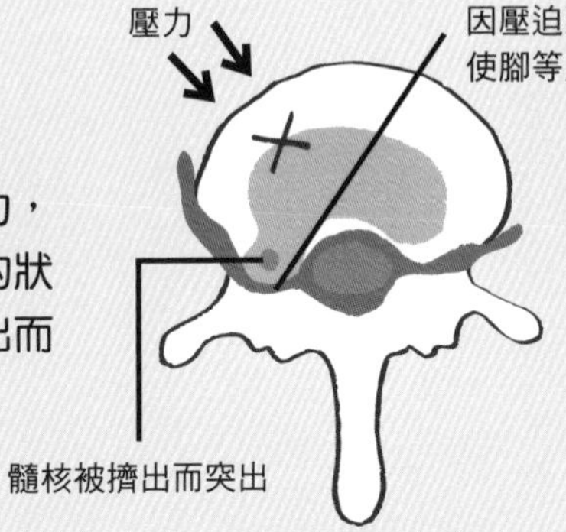
因壓迫到神經
使腳等處發麻

②
在椎間盤突出的位置給予準確的整復治療，矯正不良的姿勢等，慢慢醫治。

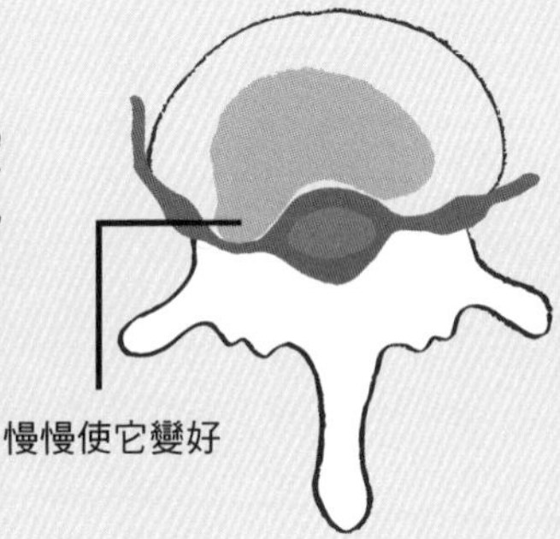

③
使其恢復正常狀態，椎間盤突出是有可能完全治癒的。

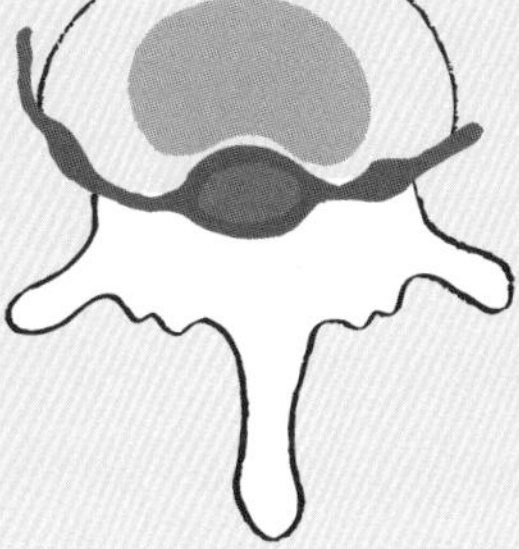

● **椎間盤症**

椎間盤是圓盤狀的軟骨，受到擠壓而變形會覺得痠痛，這種狀態就是椎間盤症。即使透過X光檢查也不易發覺，常會有漏看的情形。

● **椎間盤突出**

椎間盤症更嚴重後，椎體裡的髓核破裂、椎間盤向外突出。突出的部分刺激到神經，會造成刺痛感與麻木感。

受到腰痛所苦的人，絕大多數都是屬於「前彎型疼痛」。

後仰型疼痛

- 腰椎感到疼痛
- 現在或以前從事激烈運動
- 從背後看脊椎高低不平

- 走路時會覺得腿發麻
- 腳底會痛或出現感覺異常的狀況

有這種狀況的人一開始常是「前彎型疼痛」，為了避免往前彎的疼痛感，可能因此而轉移成「後仰型疼痛」。也就是說，可能是椎間盤前後都出現破裂的情況。

主要的疾病有以下三種。

● **脊椎解離症**

腰椎後方突出的部分出現裂縫，造成鬆動而分離，也就是腰椎的疲勞性骨折。身體向後仰時，腰部中央的骨頭便會感到疼痛。

● **脊椎滑脫症**

腰椎後方的突起斷裂，而突起的部分分離且位移。通常會與脊椎解離症同時發生，兩者的症狀很類似。

●脊椎管狹窄症

脊椎管的內側有神經通過，而脊椎管變窄後，神經受到擠壓和刺激。許多案例都是從椎間盤突出演變成脊椎管狹窄症，腰部有強烈的疼痛與痠麻，甚至連走路都有困難。

總之，「前彎型疼痛」與「後仰型疼痛」的差異，就在於脊椎是往哪邊彎曲，而這都取決於日常生活的姿勢，以及從事什麼工作。

有些人擔心，一旦有椎間盤突出，是否就非得動手術不可？其實不然，突出的部分是像矽利康一樣的物質，所以只要針對突出的部分做適當的處置，就能恢復原狀。

椎間盤突出是可以治好的疾病，只要改善姿勢和做伸展運動

我們再來詳細了解一下椎間盤突出。

椎間盤是骨頭與骨頭之間的緩衝墊，不只在腰才會出現突起的情況，如果發出在頸椎的骨頭，那就是頸椎椎間盤突出。不過，還是承受體重的腰椎下部最容易出現突出的狀況。

主要的症狀有「腳和屁股發麻」、「咳嗽和打噴嚏時，腰會痛」等。症狀若是惡化的話，光是坐著都會感到痛苦。

容易有椎間盤突出的人，一般來說是長時間久坐、做事務性工作的人。習慣駝背坐著的人，特別容易有椎間盤突出的問題。

例如拳擊手，常常會有拱背、某一隻手往前伸出的姿勢，維持同樣的姿勢太久，就會造成腰痛。棒球選手、高爾夫球選手、網球選手也都有同樣的問題。

總是彎著腰的曲棍球選手，以及維持獨特姿勢的小提琴手等，都是很容易有椎間盤突出的職業別。

我們來做個簡單的測試，檢測看看你椎間盤突出的情況如何。

首先請你仰躺，躺正，抬起一隻腳。此時請確實將膝蓋伸直，你也可以請家人或朋友幫忙。

如果有椎間盤突出的狀況，當你把腳抬至約六十度的角度時，屁股應該會有抽麻感。還有，腳抬高到六十度時，轉動腳踝，彎曲腳背，這時屁股也有抽麻感。

經過這個測試，若懷疑自己有椎間盤突出，請立刻到專門門診去就醫。

大家聽到椎間盤突出，多半會聯想到重症、手術等，其實椎間盤突出是有可能治好的，不用太過擔心。

首先要做的就是矯正姿勢。為避免壓迫到椎間盤，請用心維持正確的站姿、坐姿。然後，做薦髂關節的網球伸展運動。所有問題的根源都與薦髂關節有關，請相信我，持續做網球伸展運動。

即便你動了手術，治好了椎間盤突出，但若沒有維持正確姿勢和做伸展運動，椎間盤突出還是會復發的。

閃到腰不是突然發生的，原因是腰部肌肉累積壓力

前面我提到腰痛有「前彎型疼痛」、「後仰型疼痛」，我想很多人有這樣的疑問：那麼，「閃到腰」是哪一種呢？

「閃到腰」並不是疾病名稱，其正式的病名為「急性腰痛」。像先前所提到的肌筋膜疼痛症候群等，不論哪一種疾病都會突然引發急性腰痛＝閃到腰。

我想很多人有過這樣的經驗，在拿重物或猛然站起身的瞬間，腰突然劇烈疼痛，從那之後，你的身體便暫時無法隨心所欲地活動。

為什麼會在某一天突然劇烈疼痛呢？

其實疼痛不是突然發生的。在腰部周圍有豎脊肌等肌肉，因某個原因下異常收縮，就像拉在弓上的箭突然鬆開了。

那麼，拉緊弓的力量又是什麼？

那是因為肌肉累積的疲憊與壓力。你認為閃到腰是突然發生的，但其實日常生活的不良姿勢，都在替閃到腰做足準備工作。

一旦閃到腰就必須安靜休息兩到三天，讓受到拉扯的肌肉慢慢放鬆，你也可以熱敷患部，等待疼痛減緩。之後，即使你多少會感到疼痛，也請在不過度勉強的情況下，恢復正常的生活。

要預防閃到腰，我推薦的是網球伸展運動，這也可以預防閃到腰再度復發。

利用走路法去寒，緩和腰痛

幾乎所有腰痛都是因為骨盆的薦骼關節卡住。你可以藉由走路、改善姿勢、關節囊內矯正術等三種方式，來治好這種卡住的狀況。我尤其推薦酒井式關節矯正走路法，它能使關節恢復健康的靈活度。

以正確的姿勢走路，不只能使關節的活動變好，還能改善腰痛。其中之一是能去寒，特別是針對下半身的去寒，走路最適合。即使是健康的人，腳趾附近的溫度也大約只有二十六度，若是手腳冰冷的人，溫度會更低，這也是造成身體健康惡化的原因之一。

腰痛最大的禁忌就是冷。秋天時很多人會有腰痛的狀況，那是因為氣溫下降，再加上大家夏天長時間待在冷氣房裡所致。

走路能夠去除身體裡的寒氣。

這個時候最重要的是小腿，請你一邊走路一邊確實做小腿的伸展運動。身體有微微發熱的話才合格。

要解決腰痛問題，走路時加入伸展運動是最有成效的。請加入大幅扭轉身體、盡量擴胸等伸展運動，這不僅能讓關節的靈活度更好，也具有放鬆背脊、股四頭肌等肌肉的效果。

走路是能活動到全身的運動。

前彎型疼痛的人，將網球放在薦骼關節的上端

只要做我所開發的關節囊內矯正術，便能從根本治好腰痛。

我們先來複習一下關節的結構。所有的關節都被包覆在關節囊裡，關節囊裡有滿滿的潤滑液，使骨頭在其中能靈活地轉動。而關節囊裡的骨頭與骨頭間卡住時，便會引發關節痛。這時，只要施行關節囊內矯正術，便能將卡住的狀況解除，骨頭就能活動自如。

治好腰痛的重點就是骨盆的薦骼關節。這個僅僅兩、三公釐的關節卡住、不能動，便是引發令人可恨腰痛的元兇。

你要準備的是與頸椎伸展運動所使用的一樣的物品——兩個綁在

一起的網球（請參照第74頁）。

身體前彎會痛的人，請將網球放在薦骼關節的上端。

請你先找出尾骨的位置。尾骨是很堅硬的骨頭，你應該立刻就能找到。接著按壓脊椎外側、腰下面一點的位置，便可找到左右對稱且突出的骨頭。

重點是，將網球放在這兩個骨頭與尾骨所形成的三角區域，那裡比我們一般所認為的「腰」還要再往下不少位置。

你確認好位置後，請將網球放在那個位置上，然後仰躺下來。

啊～好痛，但是很舒服～。

你是不是有這樣的感覺？如果覺得疼痛難耐，請稍微曲膝，然後維持這個姿勢三十秒到一分鐘。這就是薦骼關節的簡易關節囊內矯正術。

使用網球的
簡易關節囊內矯正術

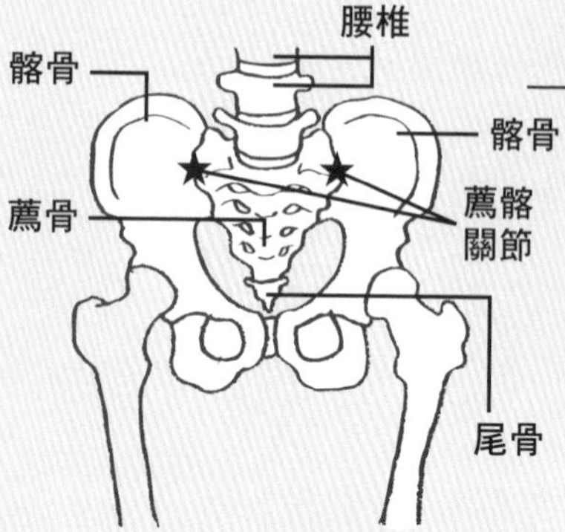

①
請確認尾骨、薦骨與髂骨的位置，要做伸展運動的是有★號的薦髂關節。

②
在屁股裂縫的上面是尾骨，
請將一個網球放在那個位置。

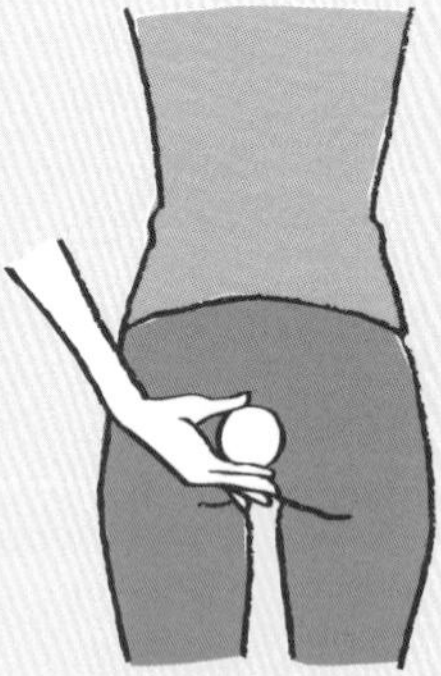

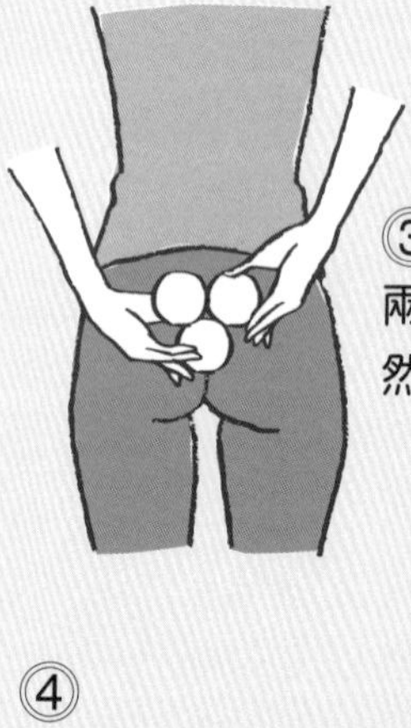

③
兩個網球用膠帶纏住，
然後放在②的球上面。

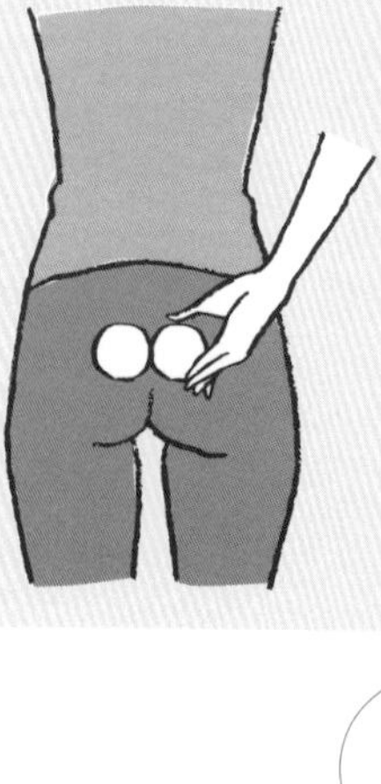

④
這裡就是薦骨與髂骨連結處的薦髂關節。

⑤
將網球放在薦髂關節的位置上，
膝蓋伸直坐在地板上。

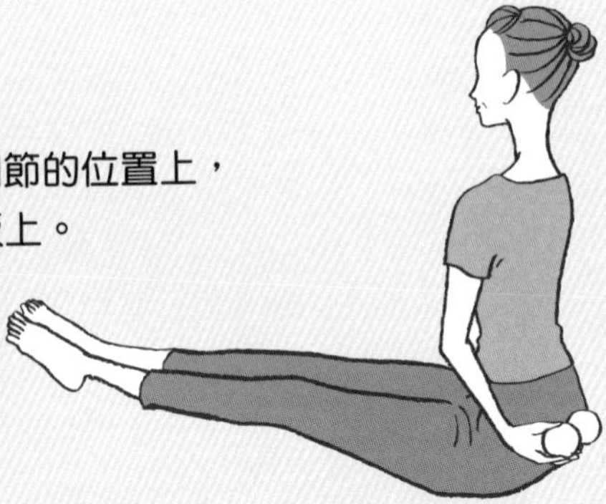

⑥
然後直接仰躺，請感受一下球的
存在，維持這個姿勢一分鐘。

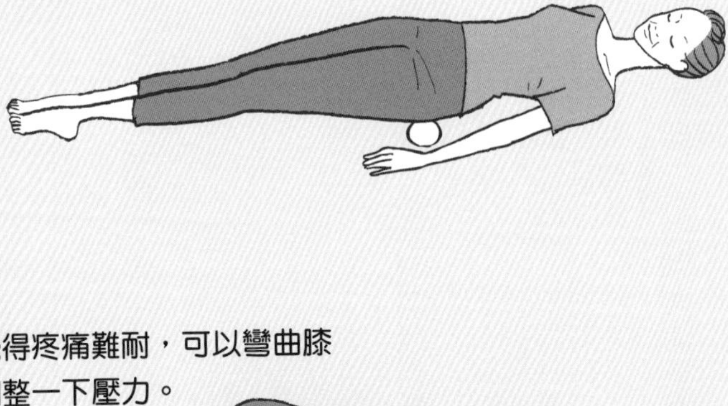

⑦
如果覺得疼痛難耐，可以彎曲膝
蓋，調整一下壓力。

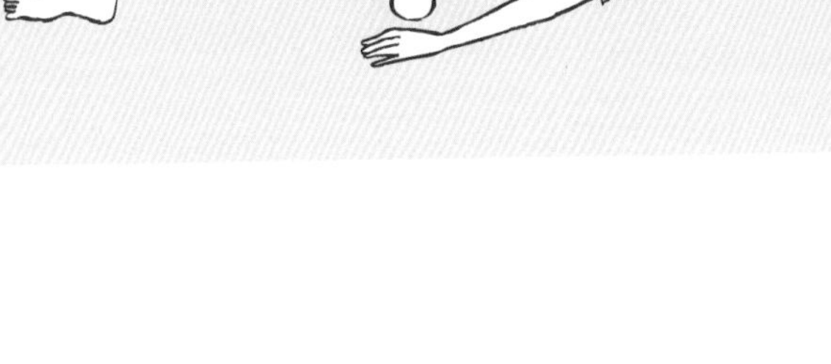

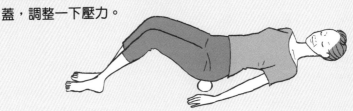

每天早上的日課，能邊看電視邊做的海狗體操

海狗體操是前彎型疼痛的人可以做的運動，搭配網球伸展運動一起做，效果更佳。

請你先俯臥，像是做伏地挺身的姿勢一樣，雙手放在地上，然後一邊吐氣，一邊兩手往下推，挺起上半身，讓肚臍離開地面，用力抬起身子。好，加油！

當你身體抬得夠高後，請維持一分鐘。這時，請將注意力放在挺起的腰上，而非撐地的雙手。嗯，很舒服吧！

無論是做網球伸展運動還是海狗體操，如果你太強忍著痛而繼續

做，反而會有反效果，會使腰部更加疼痛。

因此，做海狗體操會感到痛苦的人，不要用手掌撐地，請改用手肘撐地。

如果是無法抬起身體、感到痛的人，就是太常往前彎而造成身體僵化了。你剛開始做會覺得痛是很正常的，但慢慢且持續做之後，應該就沒問題了，這就是脊椎恢復曲線的證據。

如果你還有餘力的話，可以參考插畫那樣挑戰一下扭轉腰部的體操。這個體操在早上做的話效果更佳。因為作法很簡單，可以一邊看電視一邊做，而且能看到電視畫面上的時鐘，要計算是否維持一分鐘也很容易。請務必將這個體操加入每天早上的日課。

然後等你做習慣後，傍晚時可以再做一次。一天做兩次的網球伸展運動、海狗&扭腰體操，這就是酒井式簡易關節囊內矯正的基本。

海狗體操

先在地上俯臥，手肘和手掌放在地上，直接將手肘伸直，讓肚臍離開地面，伸展背脊，抬起身子。

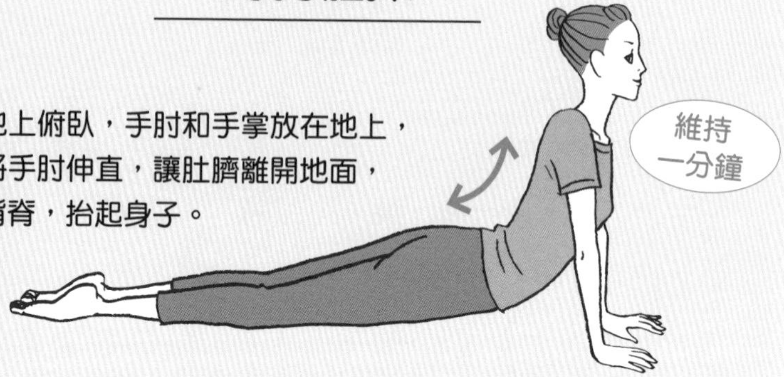

如果你抬起身體有困難的話，那就試著把手肘放在地上，然後慢慢地抬高上半身。

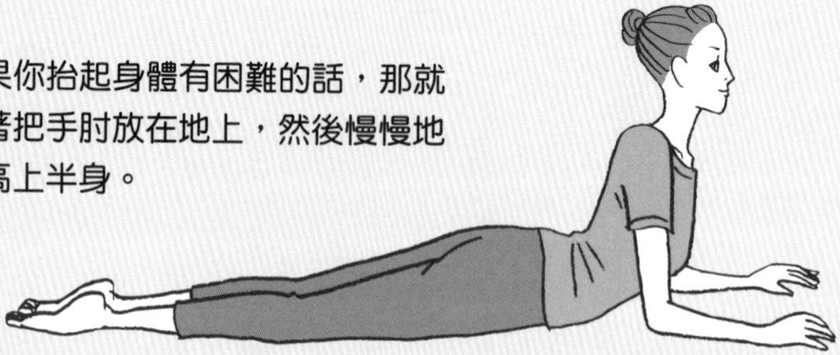

你也可以拿個抱枕放在胸口，一邊看電視一邊做。

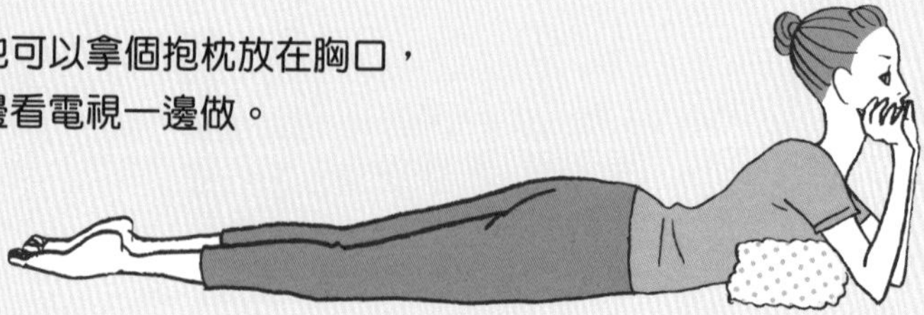

扭腰體操

請先仰躺，然後將右腳彎曲成九十度，
將膝蓋移往另一側的地面。

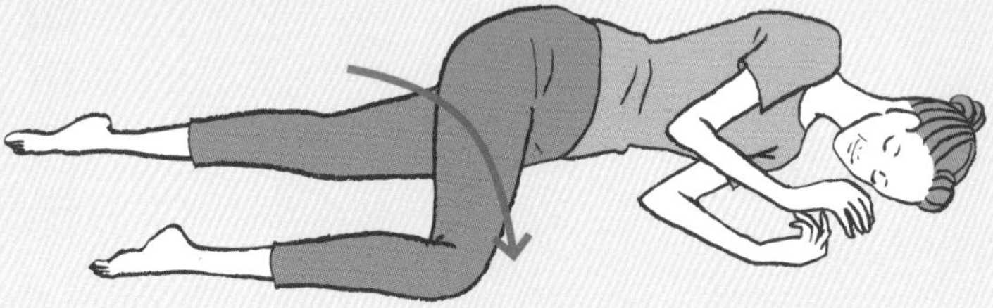

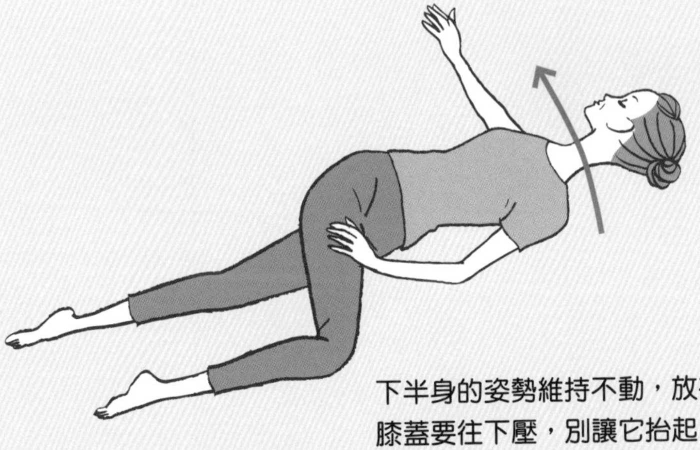

下半身的姿勢維持不動，放在地上的
膝蓋要往下壓，別讓它抬起，然後上
半身往相反的另一側扭轉。

適合後仰型疼痛的人，具效果的簡單體操

接下來要介紹適合給後仰型疼痛的人做的伸展運動。

後仰會感到疼痛的人有兩種類型。

一種是三十至四十歲，有椎間盤突出等前彎腰痛，而症狀出現改變的人。這種類型的人請做使用網球的關節囊內矯正法（第104頁），以及攀登架體操（第114頁）與貓咪運動（第115頁）。

另一種類型是五十歲以前從不曾腰痛、一向姿勢很好的人，這類型的人只要做攀登架體操與貓咪運動即可。

後仰型疼痛的人通常有把重心放在後頭的習慣，所以做將身體往

前拱背的運動是基本。

因此我首先推薦給患者的就是攀登架體操。這是抓著攀登架等物品，大幅度彎曲身體的單純伸展運動，這個體操會讓變窄的脊椎管伸展開來，並讓症狀緩和。

此外，在地板上跪坐後拱背，做貓咪運動也有效果。你可以拿條毛巾放在腹部，將背彎成弓形，想像自己變成貓咪，彎身在最舒服的位置，然後維持不動。如果沒辦法自己向前彎身的人，可以請家人幫忙，慢慢、一點一點地將你的背往下壓。要注意，此時不能用太大的力氣壓。

你也可以坐在椅子上做貓咪運動。就如同插畫所示，滑動雙腳，慢慢地彎曲背部。一旦彎曲到最深的位置，注意不要停止呼吸，維持這個姿勢不動。

攀登架體操

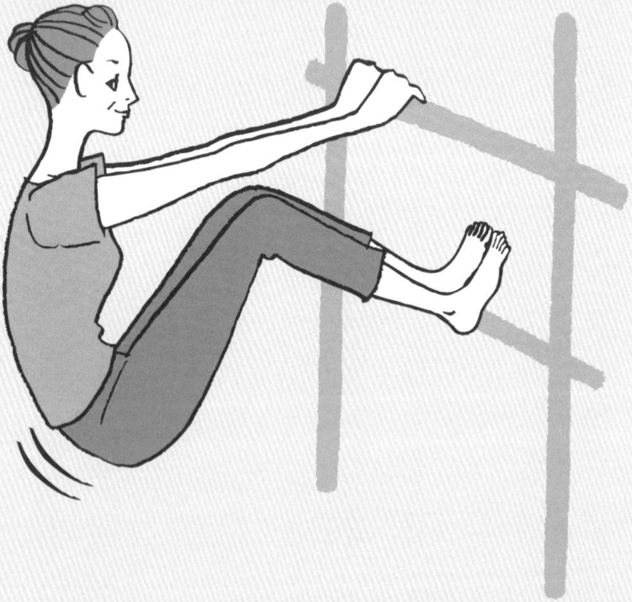

抓著攀登架等彎曲身體的伸展運動。這個運動能讓變窄的脊椎管伸展開來，並讓症狀緩和。

貓咪運動

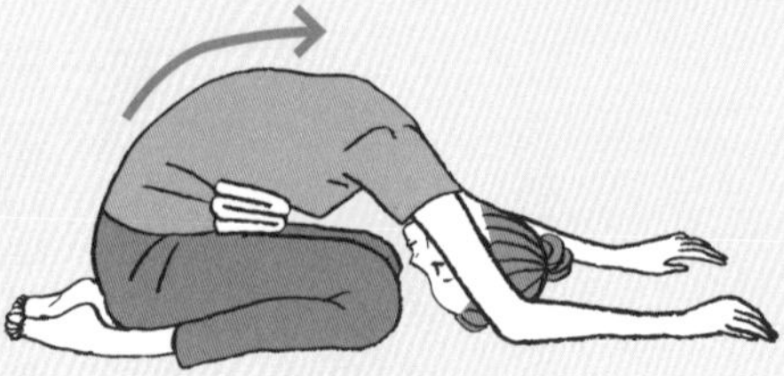

先跪坐，將毛巾放在腹部，上半身往前傾倒，手往前伸，腰部要充分彎曲。

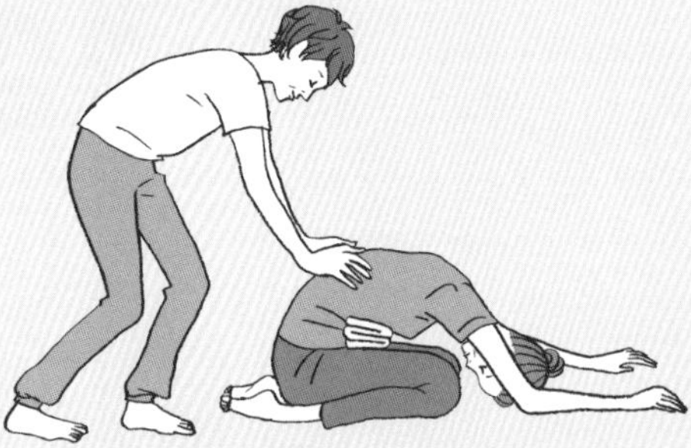

如果有人可以幫忙，請他溫柔地按壓腰部一帶。

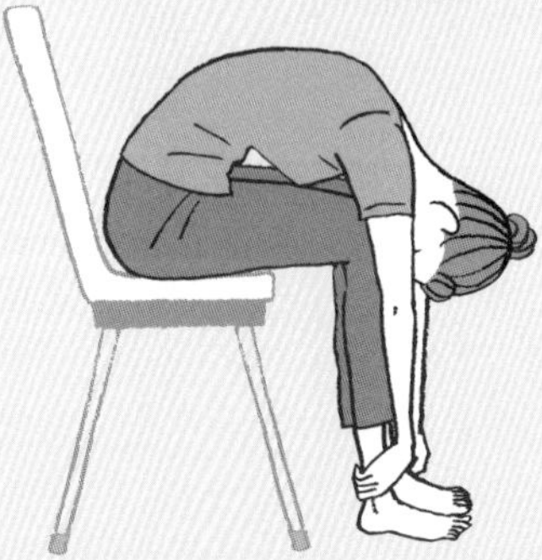

坐在椅上，將背挺直，邊慢慢地吐氣，邊將身體往前傾倒，雙手握住腳踝。

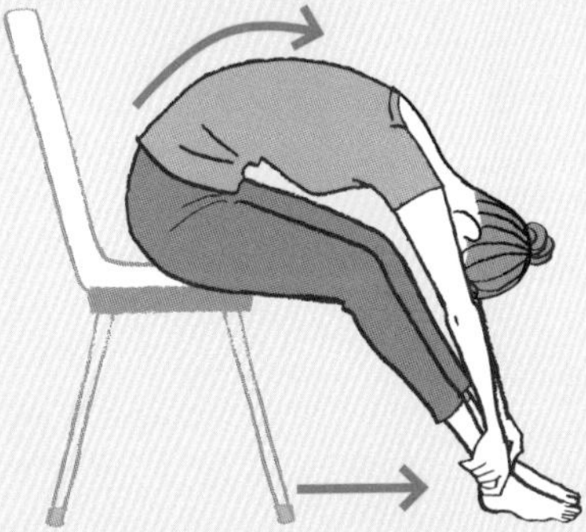

腰部要充分彎曲，注意背部的伸展，兩腳向前滑動至雙腿不會感到疼痛的程度。

非關節造成的腰痛，可能是內科、精神科、骨科等疾病

造成腰痛的原因除了關節之外，會有其他因素，包括內科疾病、精神性疾病、骨頭與軟骨的疾病等。

若是內科疾病所造成的腰痛，大致上會有以下幾種特徵：

- 安靜不動時仍會感到疼痛
- 無論什麼姿勢都非常痛
- 除了腰痛，還會有熱、疲倦、想吐等症狀

如果關節是造成疼痛的原因，通常改變姿勢疼痛便會緩解，所以

很容易判斷。

會出現腰痛症狀的內科疾病有胃潰瘍、十二指腸潰瘍、急性胰臟炎、結石、急性腎梗塞、肝硬化、帶狀疱疹、子宮肌瘤等。

其中也包括會危及生命的重大疾病，若你懷疑是內科疾病所引發的腰痛，請不要忍耐，盡快就醫。

若是精神緊張所造成的腰痛，會出現以下症狀：

- 不只一個部位，還有很多部位都會痛
- 疼痛的部位會移動
- 去公司、見討厭的人等特定的壓力是誘因

精神緊張與過度壓力會反應在各種不同的身體器官上，有的人是胃痛，有的人是嚴重耳鳴，也有人是劇烈的腰痛。

因為精神緊張所引發的腰痛，首先要懷疑的是自律神經失調。

自律神經有交感神經和副交感神經。興奮、運動、發汗等攻擊性狀態便是交感神經在運作；相反的，放鬆時就是副交感神經在運作。如果這個平衡瓦解了，就是自律神經失調症。

自律神經失調的話，會出現失眠、腹瀉、發燒、疲倦等各種不適症狀，而劇烈的腰痛也可能是症狀之一。

當務之急是先排除壓力，但也可以做網球伸展運動，能有效地緩和、減輕疼痛。

有骨質疏鬆症的高齡者在跌倒或身體扭傷時，容易發生腰椎壓迫性骨折。這是因為骨頭很脆弱，只要受到外在的衝擊就會造成骨折，有時連咳嗽或打噴嚏也會造成骨折。

當你上了石膏和戴了矯正護具後便請安靜休養，等到不再感到疼痛後，請恢復原本的生活。

第四章

膝蓋不再卡

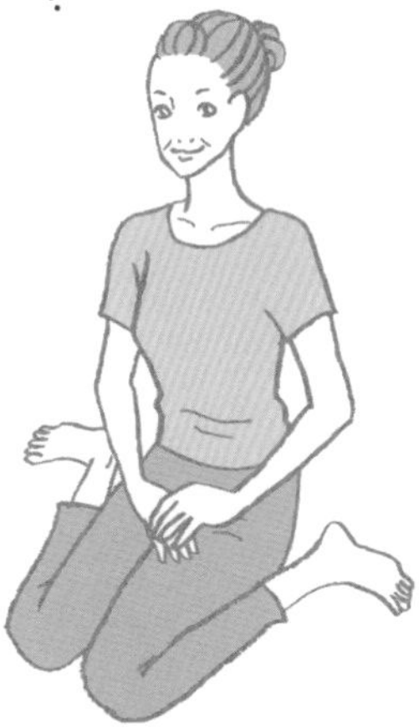

非常脆弱、易受損的膝蓋具有複雜的構造

在人體裡，膝蓋是很精密的器官。膝蓋不單只能彎曲、伸直，還能做些微妙的彎曲動作。你可以慢慢地彎曲、轉動膝蓋，除了膝蓋，沒有關節能做如此複雜的動作。

人類是學習以兩腳走路，而擁有其他動物所沒有的高度文化，要說是靠膝蓋才能達成，這麼說也不為過。如果沒有膝蓋如此精密的動作，人類是無法如此自由地走路、跑步。即使集合現在技術的精華，也無法做出完美的人工膝關節。

正因為膝蓋能做如此複雜的動作，所以也容易出狀況。只要有一

點不適和感覺不舒服，便會難以走路或感到疼痛。

我們要更珍惜膝蓋，必須抱持感謝地使用它。

好，我們來確認一下膝蓋的構造。

膝關節是指股骨（大腿骨）和脛骨（小腿骨）連接的部分，我們常聽到的「膝蓋骨」是指大腿骨下部前側的髕骨。

大腿骨與脛骨的前端有軟骨包覆。這三至五公釐的軟骨，是為了避免硬骨受到撞擊的護具，此外，兩個骨頭間有前後兩個楔形的半月板，它擔任護墊的功能，使壓力與衝擊變得較為和緩。

軟骨上的半月板不僅能有效地吸收衝擊，而且還能避免膝蓋承受過大的負擔。

膝蓋最常見的問題，就是軟骨與半月板出現磨損與損傷。而且這些避震墊是消耗品，沒有辦法再生。在長年累月的使用下，只會不斷地磨損。因此，很多年長者膝蓋受損的原因多半是這個理由。

我們常聽到運動選手有半月板損傷的情況。突然受到強烈衝擊，或長年受到衝擊，半月板便會受損。這樣的意外也很容易演變成膝關節疼痛。

你或許會感到不滿，為什麼骨頭和臟器會再生，而半月板沒辦法再生！不過，這也沒辦法，因為骨頭的再生靠的是血液運送的鈣與蛋白質等營養素，但膝蓋的半月板和軟骨並沒有血液流過。

此外，膝蓋有股四頭肌這個大肌肉的連接，這塊肌肉受到壓力，也會出現疼痛的情況。

膝蓋的構造

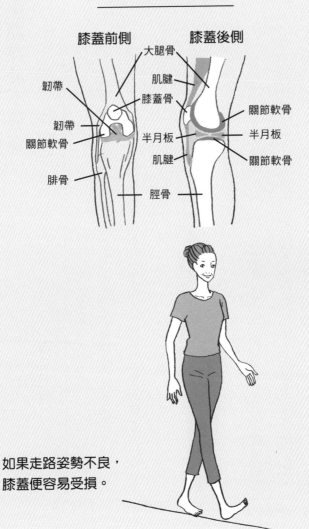

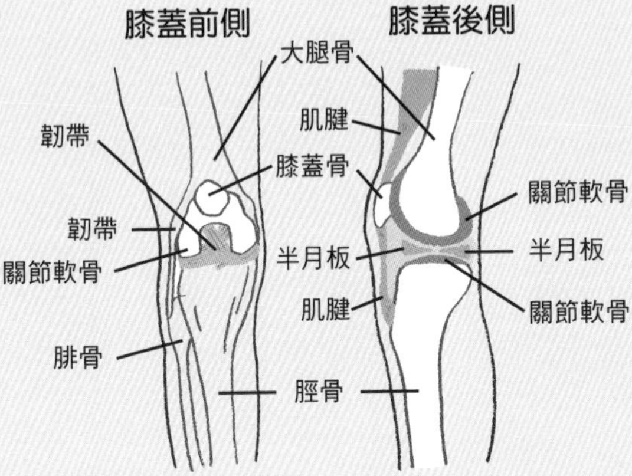

如果走路姿勢不良，
膝蓋便容易受損。

退化性膝關節炎是可治癒的！重點在於不放棄

膝蓋與骨盆同為承受體重最多的部位，光是走路膝蓋就承受了體重的三至八倍。假設是體重六十公斤的人，膝蓋至少承重了一百八十公斤。

如果是做排球或籃球等常需要跳、跑的動作，膝蓋所承受的負擔就更重了。

接著，不能不提的就是──姿勢。請你回想一下，前面我提過如果坐姿不良的話，腰椎所承受的負擔便會加重。即便走路姿勢正確，膝蓋都得承受三倍的重量，若是走路姿勢不佳，想當然耳，承重必定加倍，甚至有八倍之多，也就是四百八十公斤！這麼一來，就算是一直很努力工作的半月板，都會忍不住發出哀號。

膝蓋的半月板和軟骨持續磨損的話，軟骨就會變形、骨頭也會突起，於是關節便會感到疼痛。

這樣的疾病就是退化性膝關節炎，膝蓋的關節痛是關節痛裡最具代表性的。

半月板和軟骨是越用損耗越多，而且不會再生，很多人都會認為這是上了年紀後必然會出現的老化情況，但這樣的想法是不正確的。其實，只要膝蓋的動作都很流暢、平滑，軟骨就不會磨損。

而且請記得這一點：退化性膝關節炎是可以治癒的！

確實，已經磨損的軟骨是無法修復的，但只要軟骨在關節裡不是卡住的狀態，能活動自如的話，就不會感到疼痛。

「上了年紀，膝蓋的緩衝墊磨損後，狀況就不會再改善了。」

或許會有患者如此冷言地說，但請你抱持著希望，繼續看下去。

O型腿不只是不好看，還是退化性膝關節炎的開始

膝蓋會受損的原因之一是長年運動不足。咦？過度使用膝蓋不是會使緩衝物磨損嗎？然後不用也不行？好，請聽我說，重點是O型腿與膝蓋的伸展。

前面我提到過膝關節連接了股四頭肌，一旦這個股四頭肌的肌力不足，膝蓋的平衡便會瓦解。特別是股四頭肌裡，膝蓋的內側有股內側肌這個肌肉，在日常生活中使用到的機會很少，因此很容易變得無力。

一旦股內側肌的肌肉無力，膝蓋的內側比外側弱的話，慢慢地，

膝蓋就會被往外側拉。如果這種情況持續惡化，膝蓋便會往外側彎，就會演變成大家所熟知的O型腿。

還有一種造成O型腿的原因，就是姿勢不良。姿勢不良會使膝蓋常常處於彎曲的狀態，也因為這樣比較輕鬆，所以久而久之就會變成O型腿。特別是膝蓋變形的人仰躺時，腳尖會往外翻，慢慢地，演變成O型腿也是理所當然的事。

當膝蓋開始疼痛時，大部分的人多半會減少外出，不太常活動，於是股內側肌便會更加退化，造成膝蓋變形，症狀就日漸惡化，然後惡性循環。

請回想我之前說過的話——關節不動的話會生鏽。正因為膝蓋有問題，才更應該走路，請大家要積極面對。

退化性髖關節炎跟腰與膝蓋有密不可分的關係

我之前提到過膝蓋與腰關係密切，其實與髖關節的關係也密不可分。有不少人為了減輕腰痛與膝痛，而使髖關節受傷。

髖關節是連接上半身與下肢的大關節。骨盆的髖臼是一個大大的凹形窩，與股骨的骨頭上部完全鑲嵌住。

髖關節最常見的問題就是，髖關節的軟骨不斷磨損後，造成骨頭與骨頭互相摩擦而引發疼痛，這就是退化性髖關節炎。這種過程與退化性膝關節炎一樣。

說到退化性髖關節炎的起因，還是因為不良的姿勢與走路方法，造成身體歪斜。髖關節有問題的人幾乎都有髂骨關節卡住的情形，因此腰與髖關節有密不可分的關係。

許多中年過後的女性會罹患退化性髖關節炎，其中也有些人是在嬰兒時期便有髖關節脫臼的情況，後來出現退化性髖關節炎。

症狀一旦惡化，當人的姿勢處在某個角度時，便會出現遊走性的疼痛，甚至行走困難。

一般的治療方式是雷射治療、藥物治療。此外，若症狀較嚴重的話，則會進行開刀治療或置換人工關節。因此，一旦你覺得情況不太對勁，最好立刻做處置。

我推薦的是關節囊內矯正＝網球伸展運動。針對與髖關節有密不可分關係的腰部薦髂關節，是非常有效果的。請參考第106頁的插圖。

我推薦的另一種方法是「推大腿根部體操」。

請你先躺在硬地板上，一隻腳的腳跟壓在另一隻腳的大腿根部，用力推。做這種體操的重點是要確實推大腿根部，只是壓大腿附近是沒有效果的。

將腳跟放在大腿根部上後，維持三十秒不動。因為你一直靜靜地做會覺得無聊，很快就會想放棄，所以你可以邊看電視，一邊想著股關節卡住的位置，一邊愉快地做這種體操。

做了三十秒後，請換另一邊。即使有一邊會感到疼痛，也一定要兩邊都做，維持平衡是很重要的。

從第132頁開始，我會介紹活絡膝關節的方法，而且無論哪種方法，對髖關節也都具有效果，請你務必一起做。

如果你膝蓋與髖關節都出現劇烈疼痛的話，連走路都有困難，便很容易陷入惡性循環中，而使得症狀更加惡化，因此要特別注意日常的保養。

推大腿根部體操

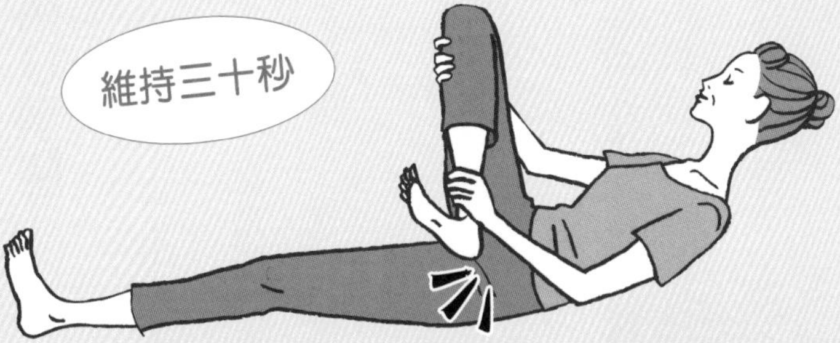

請你在硬地板上仰躺，一隻腳的腳跟壓在另一隻腳的大腿根部，用力地推。確實推大腿根部是很重要的。

以酒井式鋼索走路法，一次解決膝痛與O型腿

若是疼痛難耐、連站起來都沒辦法，那就另當別論，否則大家最好還是一邊活動膝關節，一邊做治療。而最有效的方法就是走路。

走路時務必要注意一點，那就是不能以O型腿的狀態來走，這樣會帶來反效果。

首先，請你確認一下鞋底的狀況，如果你的腳跟外側磨損得很厲害的話，那表示你的走路習慣不良，是O型腿。這雙鞋也因為你從一開始穿時就膝蓋往外彎，所以才會變成這種狀況，請買雙新鞋，重新開始吧。

酒井式鋼索走路法

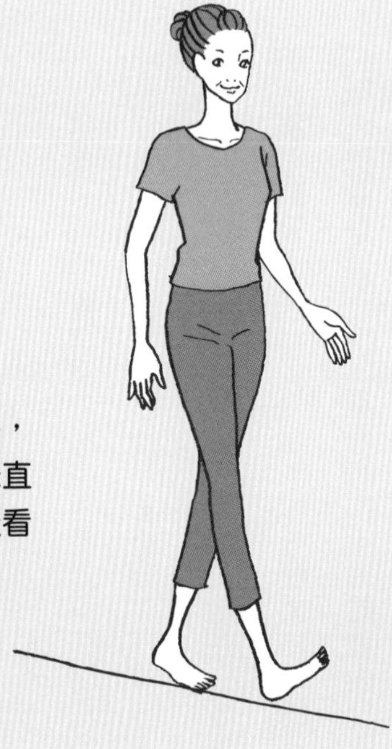

將大腳趾略往內側移，想像你正走在一條筆直的道路上，請試著走看看。

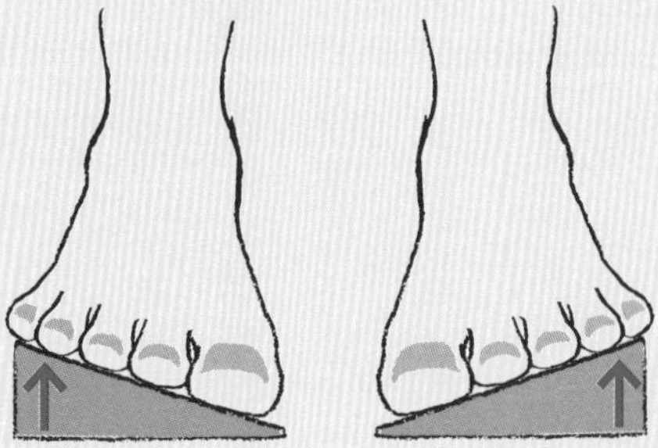

將腳外側較高的鞋墊放進鞋子裡。只要放入鞋墊，你在走路時膝蓋便會往內彎，可以矯正O型腿。

無論你多麼注意，走路時膝蓋還是會往外側彎，我就會推薦你使用特殊鞋墊。這是可以將腳外側抬高的鞋墊，使用這種鞋墊的話，便能使膝蓋往內側彎，矯正O型腿。鞋墊有各種不同的高度，請與醫生商量。

再來，我想傳授給大家比酒井式關節矯正走路法更具成效的走路方式，那就是酒井式鋼索走路法。

酒井式鋼索走路法，是想像你正走在一條筆直的道路上。請將你的大腳趾略往內側移，這樣一來，腿的內側應該就不需要費不必要的力氣，也就是說，可以訓練肌力不足的股內側肌。

只要你學會酒井式鋼索走路法，便能矯正O型腿、預防腰痛、改善血流等，一舉數得，讓身體更健康。

膝蓋後方夾網球的伸展運動，養成一天做三次的習慣

簡易關節囊內矯正——也就是網球伸展運動，能有效解決膝關節的問題。

請你仰躺在硬地板上，將一顆硬式網球夾在膝蓋後方，然後彎曲膝蓋，像要將網球壓碎般用力。兩手抱著膝蓋，適當地使力。

就跟做腰部的網球伸展運動一樣，請好好享受這份疼痛的快感。然後維持那個動作三十秒，便完成了。不要只做會痛的膝蓋那邊，左右兩邊都要做。

網球伸展運動能軟化關節周圍變僵硬的組織和肌肉，而且能伸展膝蓋的關節囊，讓關節液的循環變好，因此能調整歪掉的膝蓋關節，

改善O型腿與X型腿。

你可以在每天早晚、洗好澡時，一天做三次這個運動，它能使卡住的關節變鬆、可動範圍變廣。但是做過頭也不好，所以即使做起來很舒服，也請一天做三次就好了。

前面我曾提到過，膝關節的問題與腰部的關係密不可分。根據臨床經驗，只有膝蓋痛的人占很少數，大部分的人都曾有膝蓋痛與腰痛一同發生的經驗。結果原因幾乎都是一樣的，只是發生疼痛的部位不同而已。

因此做網球伸展運動時，也能同時做到腰部的伸展。膝關節出問題的人，應該是前彎型疼痛者，所以秘訣是將網球放在略微上方的位置。

酒井式關節走路法與網球伸展運動，也能夠預防膝關節痛，所以即便你已經不再感到疼痛，也建議你繼續做這兩種運動。

膝蓋後方夾網球的伸展運動

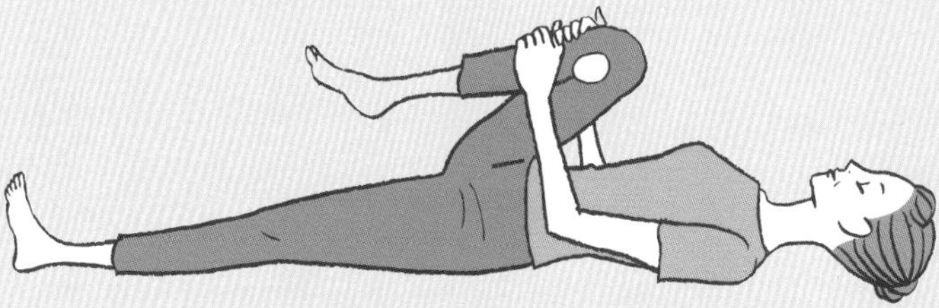

這個網球伸展運動能夠軟化膝蓋周圍的組織與肌肉，推薦給膝關節有問題的人。

在洗澡時反覆彎曲、伸直膝蓋，膝關節的活動會變靈活

你是不是也曾有過這種經驗，身體溫暖的話，肌肉會變得柔軟，身體的伸展度也會更好。尤其是洗澡後，會感覺到原本冰冷僵硬的身體，活動變得更靈活。

我們就利用這個關鍵點，讓活動變差的膝關節來做伸展。

這時水溫最好是微溫，以三十九度最佳。水溫太燙反而會有反效果，膝蓋等發炎狀況恐怕會惡化，請注意。

洗澡水準備好後，請你先浸泡至肩膀，放鬆一下。泡一陣子後，慢慢地肌肉和組織的活動就會變好。

洗澡時的膝關節伸展體操

①
水泡到肩膀的位置，放輕鬆，屁股坐在浴缸裡，兩邊膝蓋伸直，這時骨盆和脊椎請確實挺直。

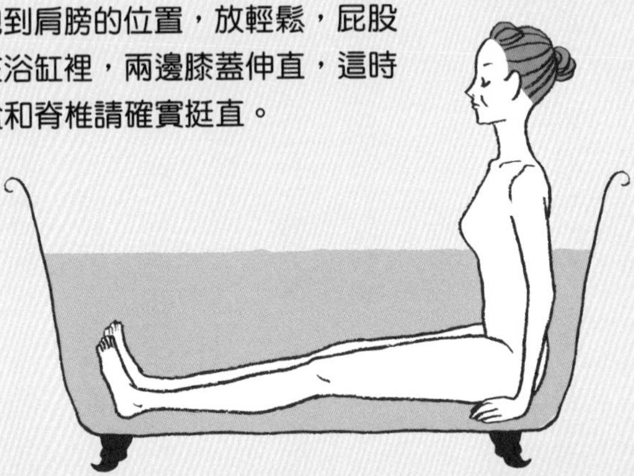

②
慢慢地彎曲一邊的膝蓋，碰到屁股後，用雙手緊抱住腳，然後左右交替做。

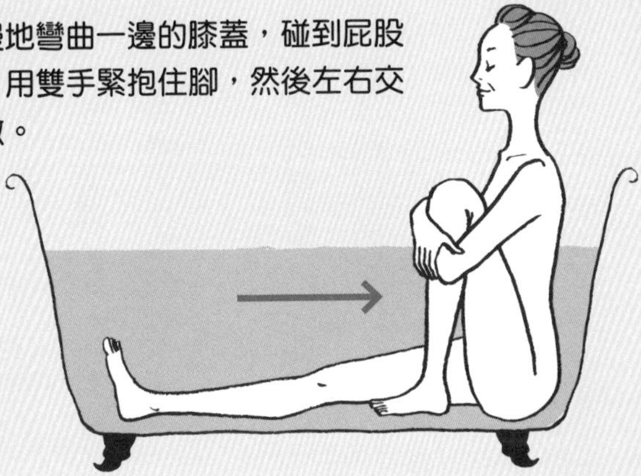

當你準備好後，便彎曲、伸直膝蓋。屁股坐在浴缸裡，兩邊膝蓋伸直，這時骨盆和脊椎請確實挺直。

好，請你慢慢彎起一邊的膝蓋，滑動腳後跟，有沒有辦法碰到屁股？要留意不要駝背，腳彎曲至碰到屁股時，雙手緊抱住腳。如果碰不到也沒關係，就停在你能彎到的地方，維持那個動作暫停一下，再慢慢地將腳伸直。

然後左右交替地做，在反覆進行中，你應該能彎得更深。此外，你也可以兩腳一起做彎曲、伸直，請一邊做一邊找出竅門。

接著，請試試看在浴缸裡跪坐。膝蓋會痛的人的典型症狀就是無法跪坐，不過在浴缸裡時，體重只剩三分之一，所以跪坐比較容易做到。在狹小的浴缸裡也能做到，請你務必挑戰一下。

邊看電視邊做鴨子座，養成每天做三十秒的伸展運動

我想了很多保養膝關節的伸展運動。現在介紹幾個特別簡單的方法，讓你在看電視或做家事的空檔，花一分鐘就能做到。

首先，是在地板或榻榻米上的坐姿，我推薦的是鴨子座。請你先跪坐，然後從膝蓋以下往左右打開，屁股坐在地板上。在小學時，很多女孩子都會用這種坐法吧？

這種坐姿其實對膝關節非常好，因為這種坐法將膝蓋往外側拉，所以對於改善O型腿很有效果。眾所周知，要改善O型腿就是要調整歪掉的膝蓋，讓它恢復平衡。

如果你還有餘力，請直接將上半身往後倒，這樣能使膝關節的可動範圍變得更廣。

相反的，最不好的坐姿就是雙手抱膝坐。這種坐姿也是讓薦髂關節卡住的原因之一，而且當你這樣坐時，也很容易造成駝背。所以坐在地板上看電視時，請你用鴨子坐。

想要橫躺看電視的人，我推薦的是夾抱枕的體操。請你在兩個膝蓋間放一個抱枕，然後緊緊夾住，大約三十秒即可。夾緊、放鬆、夾緊、放鬆，這樣不但能鍛鍊膝蓋內側的肌肉、股內側肌，而且還能矯正O型腿。如果沒有抱枕，也可以用小孩的足球。

此外，還有想到時隨時都可以做的8字體操、膝蓋伸展運動等，請在日常生活中養成三十秒運動的習慣。

正確的坐姿

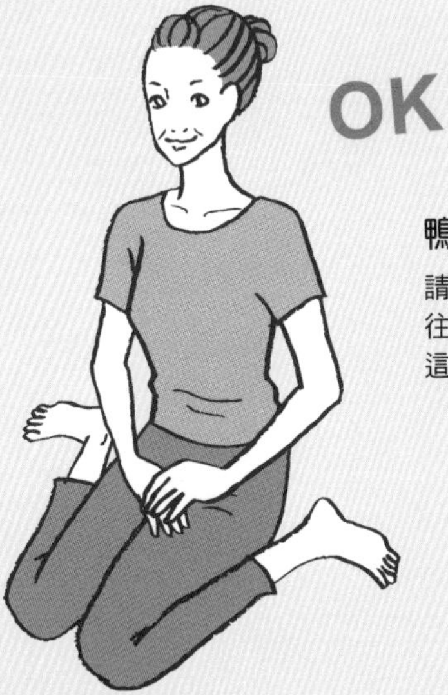

鴨子坐

請你先跪坐，然後從膝蓋以下往左右打開，屁股坐在地板上，這能有效改善O型腿。

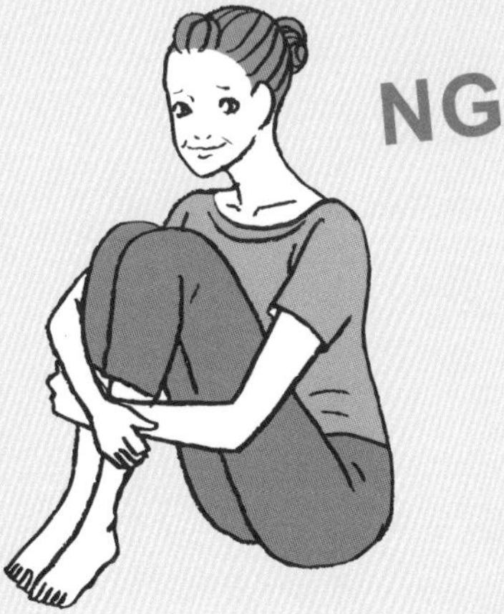

雙手抱膝坐

這種坐法是讓薦髂關節卡住的原因之一，也很容易造成駝背。

夾抱枕體操

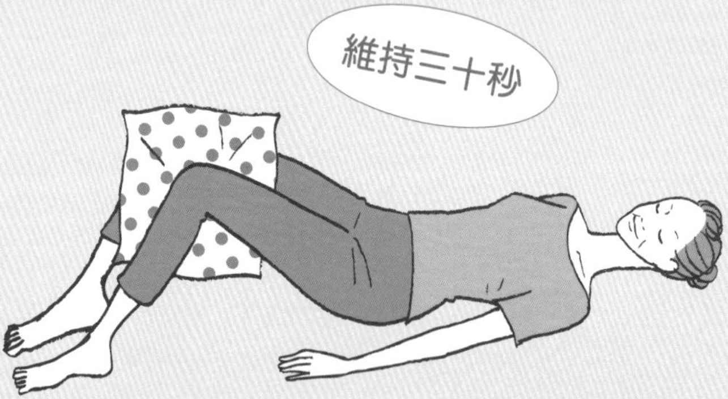

大腿用力夾緊抱枕，上半身放鬆。
這也是能治好O型腿的其中一種方法。
請仰躺著，兩腿夾住抱枕，把注意力集中在大腿內側，維持此姿勢三十秒。

8 字體操

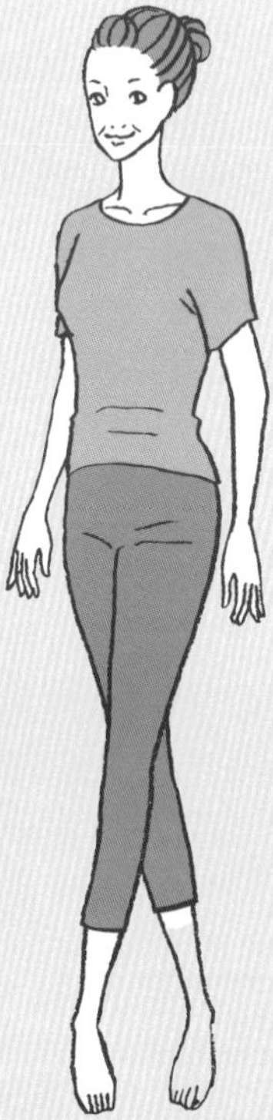

①

雙腳交叉站立。

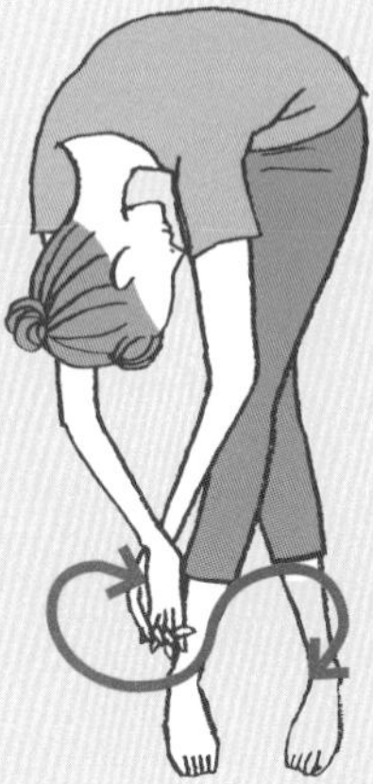

②

十指交握，放鬆，上半身向前彎曲，要注意大腿後方（腿後肌群〔hamstring〕）的肌肉伸展，如畫 8 字般移動身體。

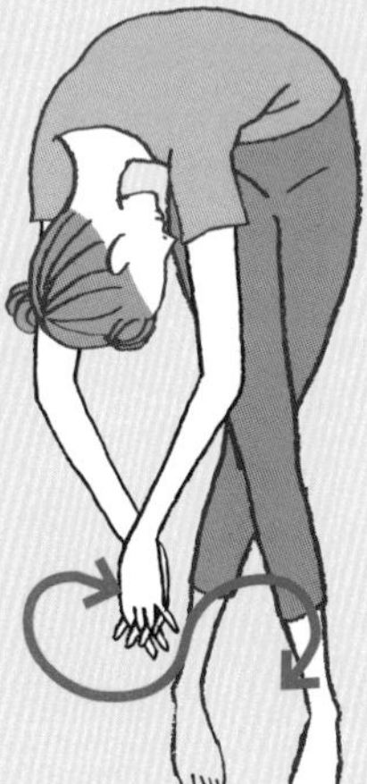

③

雙腳前後互換，雙手也交換交叉，各做十次。

膝蓋伸展運動

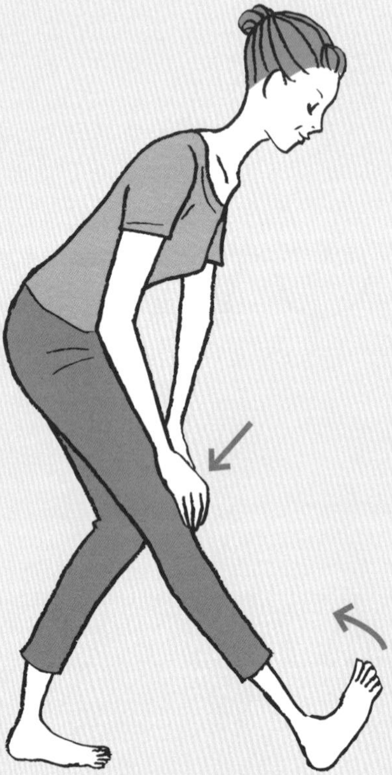

腳尖朝與身體相反的方向，
往前伸，腳略微打開，手放在
一隻腳的膝蓋上，確實伸直。

第五章

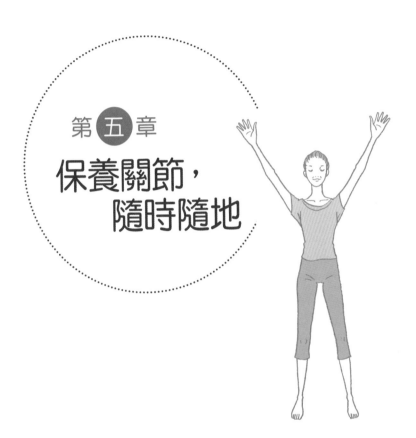

保養關節，隨時隨地

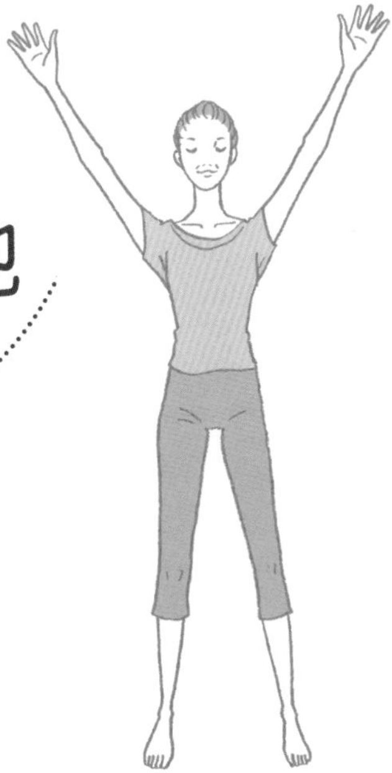

在日常生活中積極尋找走路的機會

在這之前，我們討論了許多關於肩膀僵硬、頸痛、腰痛、膝痛的問題，其共通點就是「關節痛能夠痊癒」＝「關節能活動自如」。貼藥布等方法雖能緩和疼痛，但那只是暫時止痛而已，離「痊癒」還很遙遠，我保證那樣肯定還會再復發！

那麼，想要讓關節活動自如該怎麼做才好？大家還記得嗎？第一是走路，第二是良好的姿勢，第三是網球伸展運動。

尤其是走路，那是最棒的治療法。

酒井式關節矯正走路法的目的，並不是在走長距離，也不是快速步行。「一天一萬步」、「八分鐘走一公里」等，我們就留給其他人去做吧。要讓關節健康的走路法，一天只要十分鐘，但姿勢要正確、慢慢地走，就很足夠了。

而且不需要幹勁十足地說「好，來走路了」，只要在日常生活中找機會走路即可。

例如，平常你是開車和騎腳踏車去超市購物的，現在改用走路，如何？如果氣候舒適，你下班後也可以繞點遠路，再走去車站。如果你越走越有心得的話，也可以提早一站下車。我有位朋友為了製造走路機會，甚至養了條狗。

總之，請你在日常生活中積極尋找走路的機會。

動物就是「會動的生物」，而人類也是動物，所以要常常步行走動，便能維持原本的健康。現代人常一整天坐在電腦前，就如同被飼養在牢籠裡一樣。

請找回動物原本該有的活力吧。

酒井式關節矯正走路法最重要的就是姿勢。以正確的姿勢走路，讓脊椎找回原本的S型曲線，讓骨盆的薦骼關節、髖關節、膝關節能活動自如。

如果再加上小腿的運動，使血流與神經的循環更好，便能改善內科疾病與神經疾病，而且能使荷爾蒙平衡，讓皮膚變得更光亮，恢復年輕的狀態。

有這麼多好事，你自然會笑容滿面。

不過，如果姿勢不良，就不會有成效，因此最重要的就是一邊確認姿勢，一邊走路。

錯誤的走路姿勢

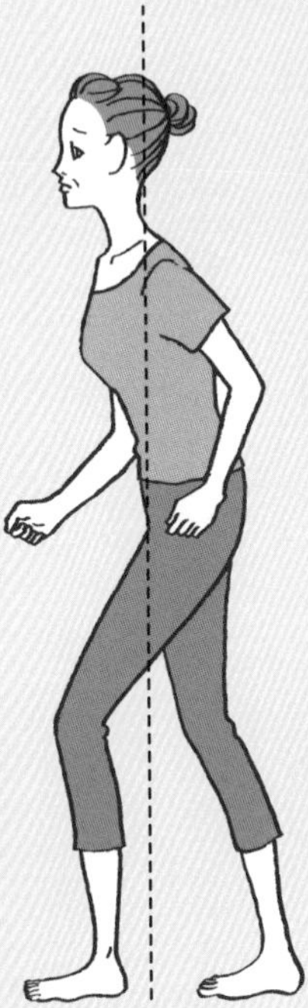

重心略往前傾

只要走路速度比平常快一些的話，重心自然就會往前移，很容易呈現身體略往前傾的狀況。這種走路姿勢是沒辦法達到調整關節的目的的。

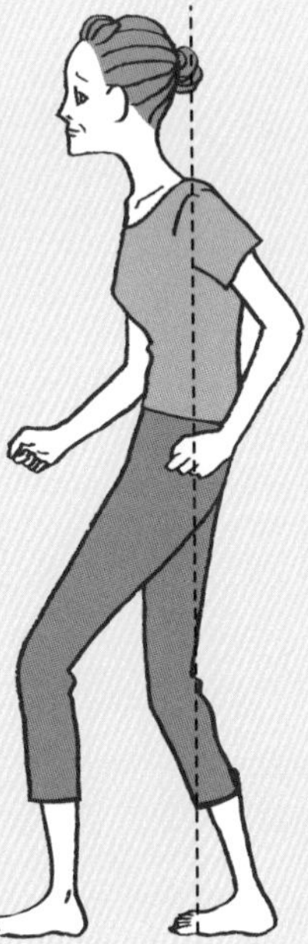

重心略往後傾
駝背
腰部下垂
膝蓋沒伸直

許多人都是用這種姿勢在走路，腰部下垂，駝背。因為用這種姿勢走路最輕鬆，走很久也不會覺得累。但以這種姿勢來走路是不會有成效的。

最經典的不良姿勢就是腰部下垂、駝背。當你做出這種姿勢時，頭部自然會下垂，膝蓋彎曲，反而會給原本該好好保護的膝蓋帶來負擔。

請你實際觀察一下路上的行人，幾乎大部分都是以這種姿勢在走路，為什麼會這樣呢？答案很簡單，因為用這種姿勢走路比較輕鬆。只要走較長的距離時，大家一定都會變成這種姿勢。

第二多的是重心往前傾的走路方式。當你走路速度一加快，往往會變成這種姿勢。乍看之下，似乎動作敏捷，感覺很不錯，但其實這種走路姿勢會讓頭部往前突出，會給頸椎和腰椎帶來負擔。

這樣看來，在現今社會中，以正確姿勢走路的人反而會顯得很突兀。你或許會因此招來大家的注意，但請直視前方、擺動手腕、確實打直背部、大方地往前走吧。不需要覺得不好意思，這都是為了你的

在現今社會中，以正確姿勢走路的人反而顯得很突兀？

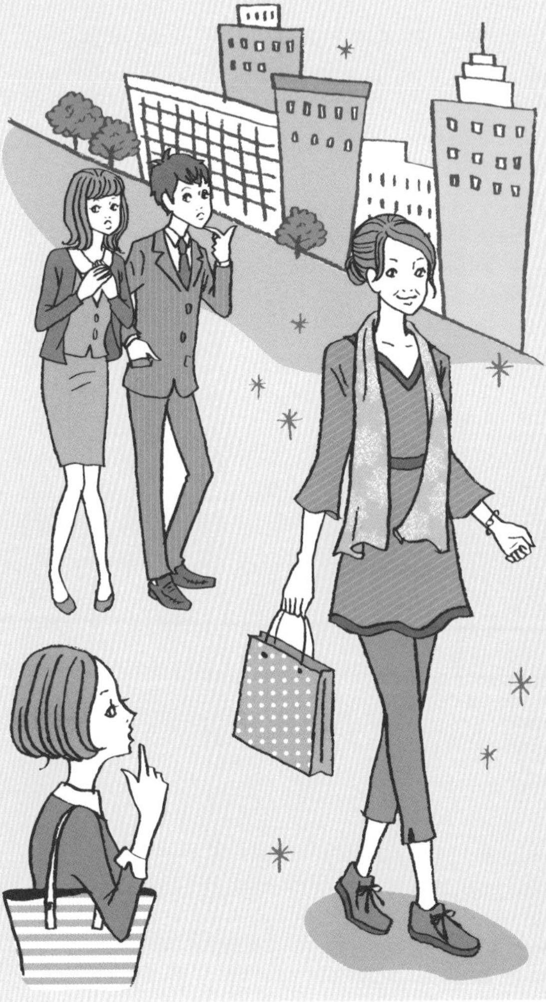

在路上不常看到以正確姿勢走路的人。直視前方、擺動手腕、確實打直背部地走在街上的人，或許會引來大家的注意，但請你像模特兒一樣大方地走吧。

健康著想。

我還要再囉唆一次，維持正確的走路姿勢是很不容易的。可以的話，請你與家人、朋友一起走路，互相留意彼此的姿勢。有同伴一起做的話，會更有幹勁。

如果你是去健身房，請在使用跑步機時小心確認自己的姿勢。若有鏡子能讓你邊跑步邊確認自己的姿勢最好，不然就請教練幫忙確認姿勢。

去健身房的話，自覺通常比較強，最適合將正確姿勢養成習慣。請找出最適合自己的方法，好好地走路吧。

輕鬆就能開始的走路，唯一要注意的是鞋子

走路需要準備的東西很少，不花錢、輕鬆是其優點。但唯一要留意的是鞋子。

鞋子腳後跟的外側有磨損的話，那麼造成你膝關節痛的原因，便有可能是O型腿。如果你繼續穿這雙外側磨損的鞋子來走路，膝蓋可能會過度往外側扭，這樣一來不只是膝關節，還可能會影響全身的平衡。

換句話說，鞋子的腳後跟外側有磨損的話，你是無法保持正確的姿勢的。

想要從現在開始挑戰酒井式關節矯正走路法的人，請務必準備一

雙新鞋。而且請時常檢查鞋子的腳後跟，重新調整自己的姿勢。

一般走在路上時，你難免需要穿涼鞋和高跟的鞋子，但如果認真想要走路的話，請好好挑選一雙鞋。

最近市面上有各式各樣的健走鞋，你可以去大型店鋪，請店員替你詳細說明。各家廠商做過各種研究後，開發了許多新商品。

本書的編輯Ｔ先生以前是個體重重達九十三公斤的龐然大物，在醫生的建議下開始走路，但他立刻傷到膝蓋。

這時他買了一雙ＭＢＴ瑞士健體鞋，這款鞋子的特色是鞋底呈船型狀，走起路來非常不平穩！不過也因為形狀特殊，走路的姿勢自然會變成腳後跟著地、大腳趾的指腹最後離地。而「腳後跟著地、大腳趾的指腹離地」，就是酒井式走路法的重點。

而且這款鞋的鞋底有稱為「馬賽感應器」（Masai Sensor）的合

成橡膠材質，在腳著地時能減少衝擊，頗受好評。

T先生在穿了這款鞋子之後，愛上走路，不但體重慢慢地減輕，也告別了代謝症候群的人生。當然，原本膝蓋疼痛的情況也完全消失了。

就如同我一開始說的那樣，走路是不太需要準備什麼東西、很輕鬆的運動，唯一需要留意的就只有鞋子而已。

好好穿上鞋子後，心情上自然會變得比較緊繃，也肯定會很注意自己走路的姿勢。

有腰痛之苦的人需注意，水中走路會讓關節變冷

當我推薦走路時，必定會有人問我那水中走路好嗎？因為水中有浮力，很多人認為在水中走路是對關節的衝擊較少、較沒負擔的走路法。

水中走路確實是很有效的運動，但對於有關節痛的人，我並不推薦這種方法。那是因為有關節困擾的人最忌諱的就是冷，長時間泡在泳池中走路，會使關節的症狀更為惡化。

此時，必定有人認為去溫水游泳池就沒問題了，但其實，溫水游泳池的水溫還是比體溫要低。也有些人覺得水中走路很有趣、很適合自己，而會去做蒸氣浴或泡按摩浴缸，但請記得留意盡量別讓身體受

涼了。

不過若是膝蓋痛的人，我則推薦水中走路。因為對半月板和軟骨受傷的人來說，走路時所受到的衝擊非常痛苦，而水中走路則能使這個衝擊變得比較和緩，所以很適合。

但是嚴禁水溫過低！低水溫對關節仍有不好的影響，在水中走路時，請留意到這一點。

頸椎、腰椎、膝關節、髖關節等關節不能受涼，要特別留意得保暖。

也要注意別在冷氣房裡待太久。在夏天時，女性穿著較清涼，因此不要待在冷氣太強的地方，要準備小外套或蓋膝蓋的小毛毯等。此外，剛洗好澡若不立刻把頭髮吹乾，頸部則會受涼，那是造成肩頸僵硬的原因，要多留意。

與走路相較之下，腳踏車和慢跑較沒成效

除了水中走路之外，也有很多人問到的是腳踏車。這幾年很流行競賽腳踏車，常能見到年長者瀟灑地騎著公路車（road bike），但若是從保養關節的觀點來看，還是走路的效果比較好。

為什麼呢？因為騎腳踏車是以腳踝固定的狀態踩著踏板，這樣沒辦法運動到很重要的小腿。

以前，我曾看過有位學生自行車選手跟前輩說：「騎到小腿很痠，快抽筋。」結果被前輩罵：「那是你騎的方式不對。」也就是說，若騎腳踏車的方式正確，是不會鍛鍊到小腿的。如果要運動到腰的關節，還是走路比較好。

另外，曾有受腰痛所苦的人做了我所推薦的走路法，抱怨說「腰痛一直都沒改善」，在我詳細追問之後，發現他每天早上做的不是走路，而是慢跑。那個人認為慢跑比走路更具成效。

如果你的目的是減重或提升心肺功能，或許慢跑會比較有效果，但若是要治療關節痛，慢跑則不行。

第一，慢跑無法提升膝關節和骨盆薦骼關節的可動範圍；第二，在增強小腿肌力方面，還是走路比較適合。而且跑步時造成的衝擊，對膝蓋和腰都不太好。請回想一下，我之前提到過，需要跑跳等動作的運動選手，通常大多有腰痛的困擾。

恐怕腰痛還沒治好，你膝蓋的狀況就惡化了。

請確認自己的姿勢是否不良

有良好姿勢的關鍵是骨盆立起，而且無論站著或坐著都一樣。一旦骨盆立起的話，你自然就會背脊伸直、挺胸、頸部也不會下垂。現在，我們就來確認一下姿勢不良是怎樣的情況。

先來看看站姿不良的例子。

● **駝背**

頭部往前，頸部僵直的情況很明顯。因為頭部往前，所以變成駝背、身子往前彎，這是現代人最常見的情況。脊椎不自然地彎曲，骨頭與骨頭之間的椎間盤出現問題。

不良站姿範例

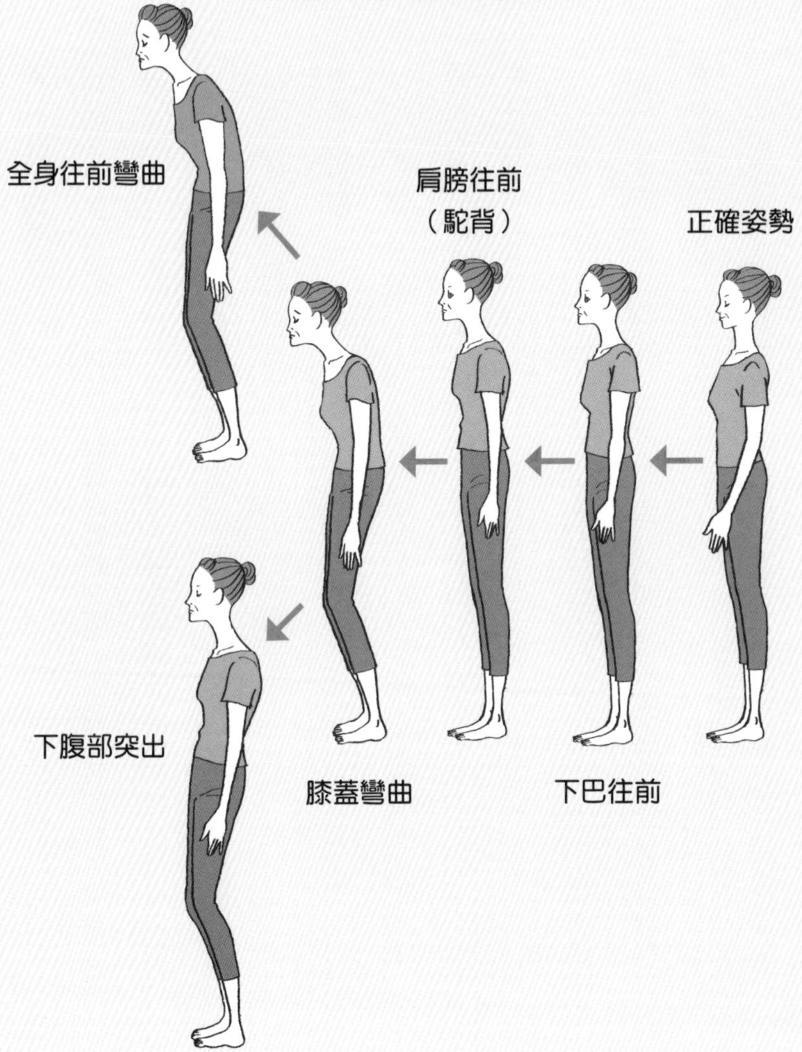
全身往前彎曲
肩膀往前
（駝背）
正確姿勢
下腹部突出
膝蓋彎曲
下巴往前

● **下腹部前突**

在駝背的情況下，為了取得身體的平衡，便會彎曲膝蓋，但在這樣的影響下，就會有下腹部突出、肩膀往後倒的感覺。做出這種姿勢的當事人很輕鬆，但在旁人看來卻是個很不自然的姿勢。當然，這對關節也有不好的影響。

● **腰部後傾**

這一個沒有圖示，與身體往前彎相反，有的人是背脊往後傾的情況，看起來像是腹部往前突出，是「後仰型疼痛」。

● **肩膀高低不同**

兩肩高低不平，會因慣用手不同、使用程度差異，造成兩側肩膀歪斜。尤其是時常用同一側肩膀扛重物的人，更容易出現這種困擾。

● **身體前後歪斜**

無論是哪邊肩膀比較往前突出，身體都會呈現歪斜的情況。拳擊

不良坐姿範例

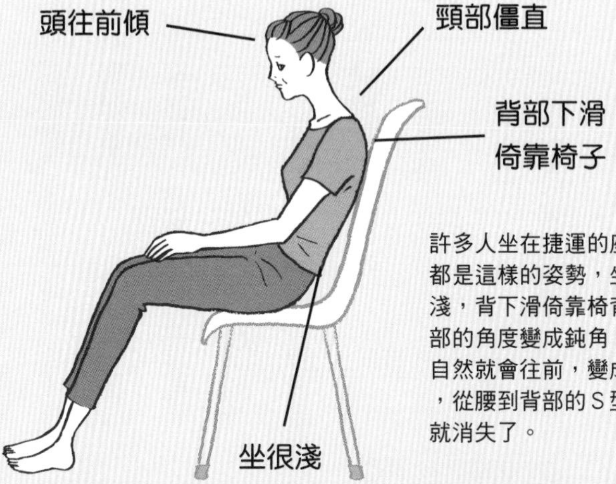

許多人坐在捷運的座椅上都是這樣的姿勢，坐得很淺，背下滑倚靠椅背，腰部的角度變成鈍角，下巴自然就會往前，變成駝背，從腰到背部的S型曲線就消失了。

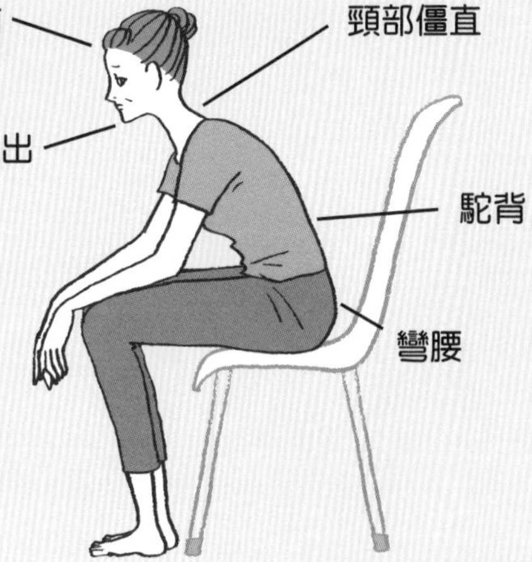

坐得很淺，背沒靠在椅子上，駝背，上半身往前傾，通常你在洗澡時做小板凳或低的小矮桌時，常會是這種姿勢。

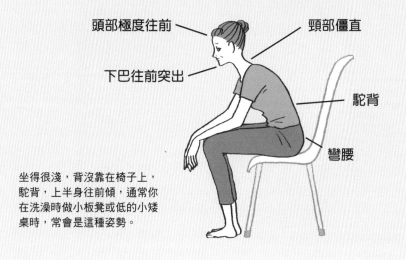

手和棒球選手等運動選手，常會有這種狀況。

接著是坐姿不良。請大家看一下，無論是哪一種，都是骨盆沒立起來的狀況。

● 坐得淺，彎腰駝背倚靠椅背

椅子坐得淺，上背部靠著椅背，自然頭部就會往前傾。如果頸部伸直，就會變成仰頭看向天花板的情況。

● 變成身體往前彎

坐得淺，駝背，肩膀往前，縮著身體。

我前面已經說過了，自然呈現出完美姿勢的人不到百分之五。我自己也是這樣，常一不留意就會駝背、頭往前傾。因此最重要的是，你要常常意識到這一點，並且立刻調整姿勢。

從坐禪中學習讓骨盆舒服地豎直的秘訣

坐在椅子上的時間一長，就會變成駝背。如果你有這種情況，那我要教你一個必殺技。

那就是盤腿坐。

咦？盤腿坐？大家一想到盤腿坐，是不是立刻就會聯想到駝背的坐姿？確實不少人在盤腿坐時，很容易變成駝背。

但我推薦的盤腿坐是坐禪的姿勢。僧侶在坐禪時一定是背脊挺直的，沒有人會駝著背坐禪，如果彎腰駝背的話，肩膀立刻會被打上一記。

坐禪的秘訣是骨盆豎直。盤腿坐，骨盆豎直，這個正確的坐姿是很好的訓練。

只要你掌握到骨盆豎直的要領，當你坐在椅子上時，便能立刻恢復正確的姿勢。

你不要只當成是訓練，最好能養成習慣。女性在辦公室當然不方便盤腿坐，但男性或許勉強可以。還有，坐在沙發上很容易駝背，所以坐在沙發時，也請你以坐禪的方式坐坐看吧。

此外，在做坐禪訓練時，雙手互握，做個冥想如何？每天忙於工作與家事，或許這是個回顧許久沒留意到自己的不錯的機會。

骨盆與背脊挺直立起的舒服姿勢，即使只有一分鐘，都是非常珍貴的。

坐禪訓練

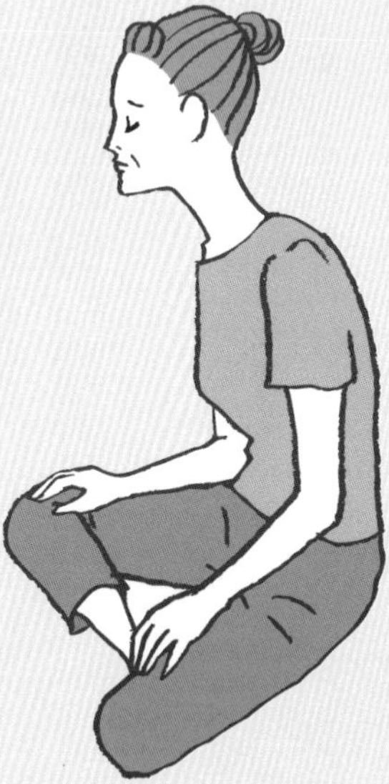

錯誤的盤腿坐
下巴往前，背彎曲

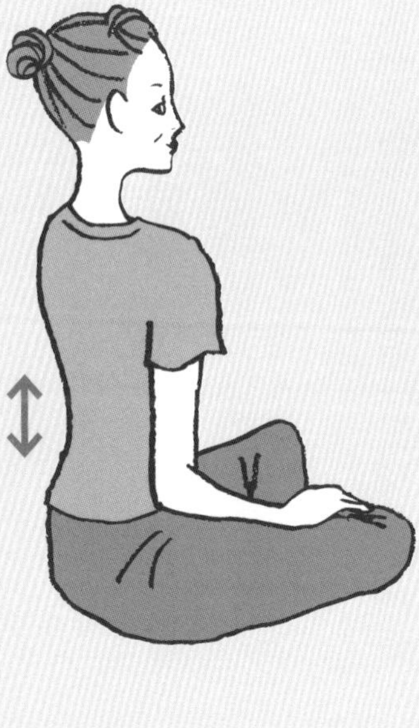

正確的坐禪
骨盆確實挺直

將懷舊的收音機體操
當成保養關節的一種方法

說到大家最熟練的體操，應該就是收音機體操了吧。孩提時收音機體操是暑假期間每天早上的功課；進入社會工作後，應該有不少人曾經有過在朝會前一起做收音機體操的經驗。只要一聽到那個鋼琴前奏，大家就會立刻想起收音機體操吧。

收音機體操具有能讓未清醒的身體肌肉與關節變柔軟的效果，另外還有一種奇妙的力量——能讓人打起精神，湧現「今天也要加油」的心情。這一定是因為大家從小就被如此教育的結果。

不過，從關節痛的觀點來看，我不怎麼推薦大家做收音機體操。

能保護關節的收音機體操

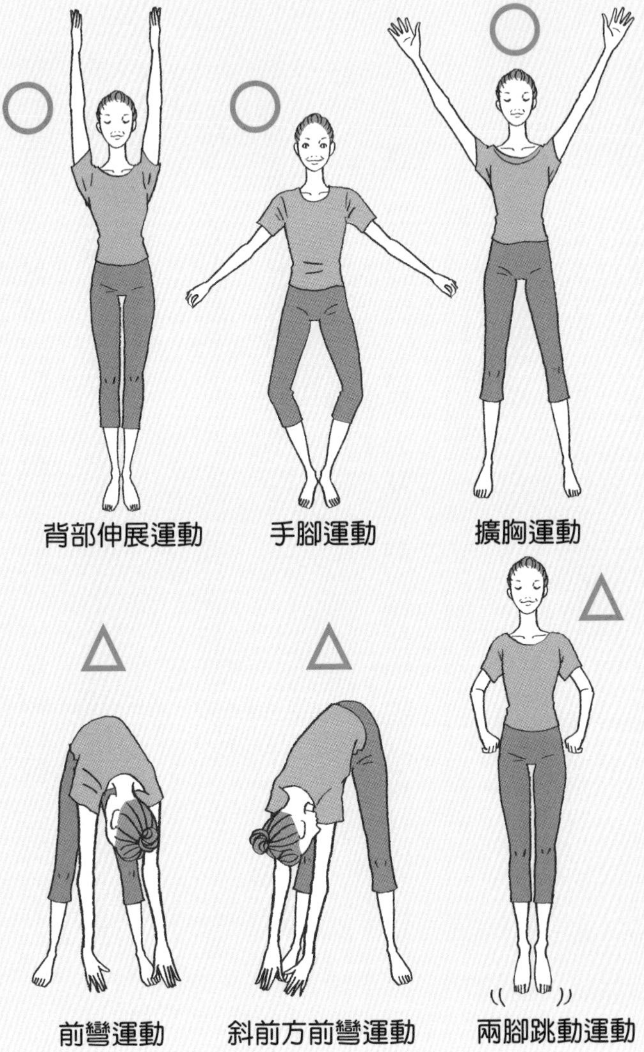

配合著音樂來做體操，有幾個動作太過激烈，不要做比較好。

具體來說，像是「前後運動」的前彎、「雙腳打開、向斜前方」的前彎。這兩個動作是彎曲、對折身體的運動，請盡量做打開身體的運動。

此外，「兩腳跳」這個動作也可能會傷及膝蓋的半月板，膝蓋痛的人只要輕輕搖晃雙腳即可。

不過，除此之外，基本上其他運動對關節的保養都很好，我很推薦。早上做收音機體操還能暖身，防止運動時的傷害，你可以一邊回想小時候的事，一邊做體操。

有使用電腦的人，如果沒辦法配合電視和收音機的播放時間，你隨時都可以利用電腦播放音樂與示範員的動作，請配合自己的生活節奏來做體操吧。

最簡單的關節保養，隨時都可以做的擴胸伸展

伸展運動是日常生活中的簡單關節改善法。在書中，我已介紹不少伸展運動，現在我再來補充幾個。

這裡介紹給大家的是最有效果、隨時都可以做的——擴胸伸展。

插圖裡介紹的是坐在椅子上的姿勢，不過，在站立或走路時也都可以做。重點是意識到腰部的曲線。讓常常往前彎的背部往反方向伸展，然後使前縮的肩膀盡量開展。你的骨盆有豎直嗎？請感覺一下你的下巴往下、頸椎舒服地伸直，讓這種伸展成為每天的習慣。

還有相撲力士所做的蹲馬步，也對保護關節很有效果。

擴胸伸展

①
跪坐好，背脊挺直，雙手在屁股後面交握，視線看向正前方。

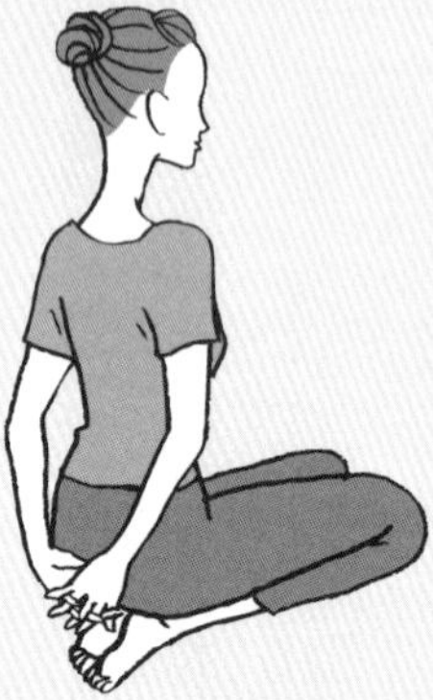

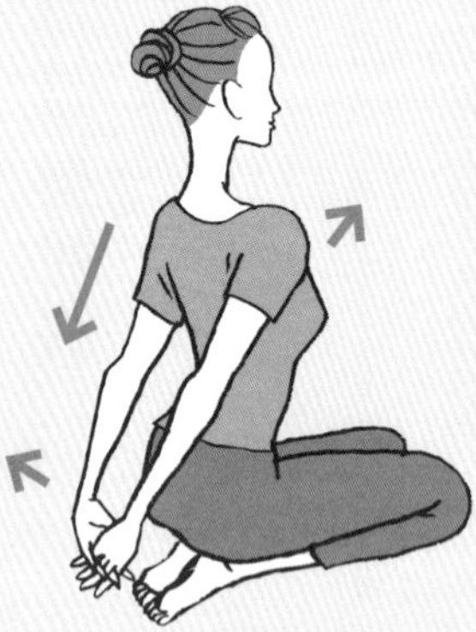

②
將放在後方的雙手慢慢向上抬高，胸部向前突出，要意識到腰部呈現S型的曲線。

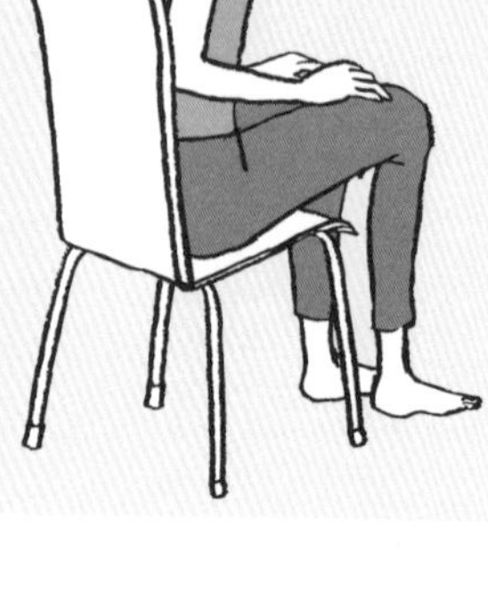

③
在辦公室工作時，也可以做這種伸展運動。坐在椅子上時，雙手輕握放在大腿上，背部向後挺直。

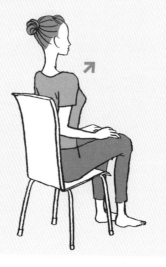

蹲馬步

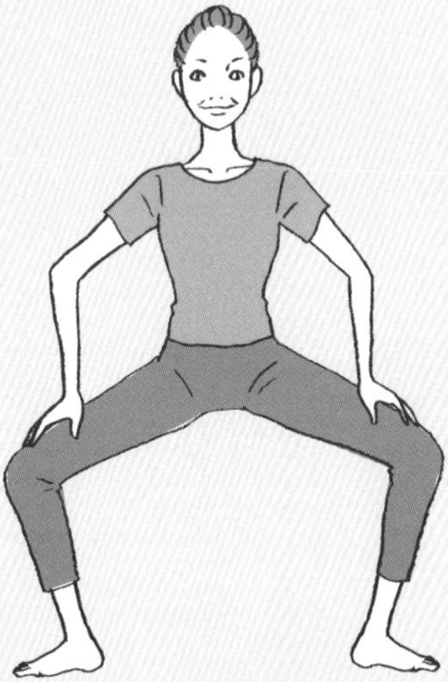

①
雙腳打開，略比肩寬，背脊伸直，將手放在膝蓋上，腰部往下。

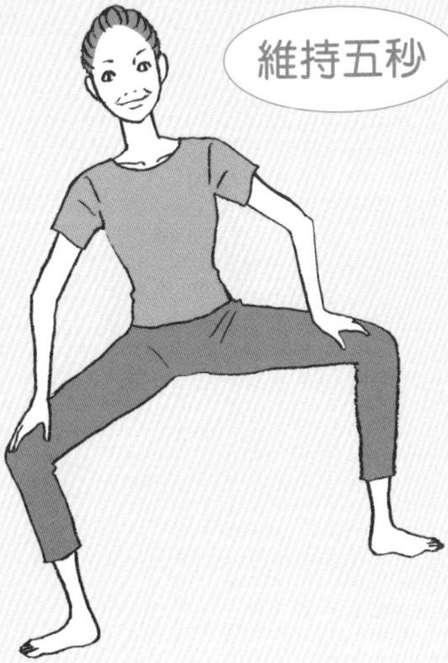

維持五秒

②
抬高單側的腳，至不勉強的高度，維持五秒鐘後，再慢慢放下。做 ① 與 ②，左右兩邊各做五次，共做十次，起床後與就寢前都可以做。

最棒的就是早上洗澡！公開早上保養關節的方法清單

看到這裡，或許有些人已經發現了，保養關節的伸展與運動在早上做是最有效果的。讓僵硬的身體放鬆、使關節的可動範圍變大，在活動之始的早晨是最適合的。

我最推薦的就是早上洗澡，而且養成習慣。

關節最忌諱的就是冷，所以保養關節的基本就是讓身體保暖，也就是說藉由早上洗澡來使身體暖和，這是非常好的習慣。尤其是冬天時，肌肉會又冷又僵硬，早上洗澡就更好了。

既然都去洗澡了，那你就順便做一下伸展吧。如果你家的浴缸比較大的話，你可以做第110頁的海狗體操，膝蓋以下或許有點彎曲，但腰部往後仰便很有效果，而且浴缸裡有浮力，所以就算太過用力也不用擔心會受傷。

除此之外，你還可以做第139頁在浴缸裡的膝關節伸展體操。

下一頁我整理了適合在早上做的關節保養運動，在工作的人或許沒辦法每天早上做完所有的運動，但你可以依照自己的計畫來做，或在週末時將全部的運動都做完。請花點心思挑戰一下。

養成早上的習慣，便會經常意識到保護膝蓋一事，也會變得比較積極。

再者，早餐一定要吃，這不但可以調整一天的節奏，還能幫助身體健康的活動。

早晨保養關節的運動清單

讓身體保暖是保養關節的基本關鍵，因此早上洗澡是非常好的習慣。
在泡澡時做完伸展運動後，再做幾個伸展體操，便是萬全的關節保養運動。

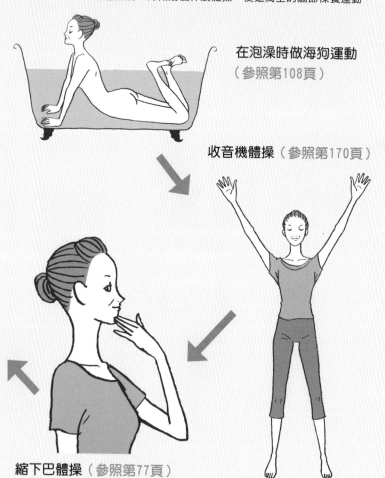

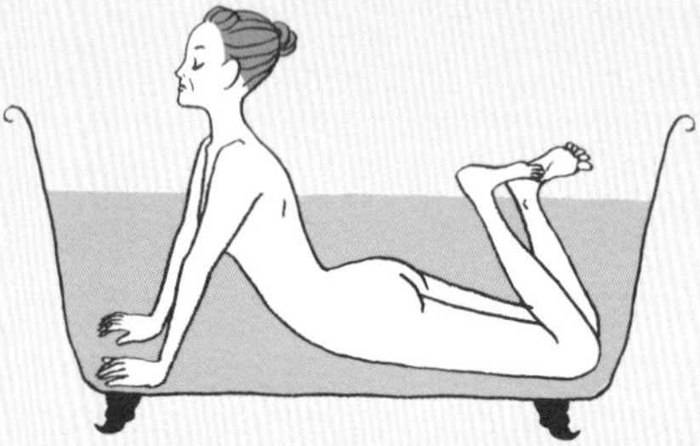

在泡澡時做海狗運動
（參照第108頁）

收音機體操（參照第170頁）

縮下巴體操（參照第77頁）

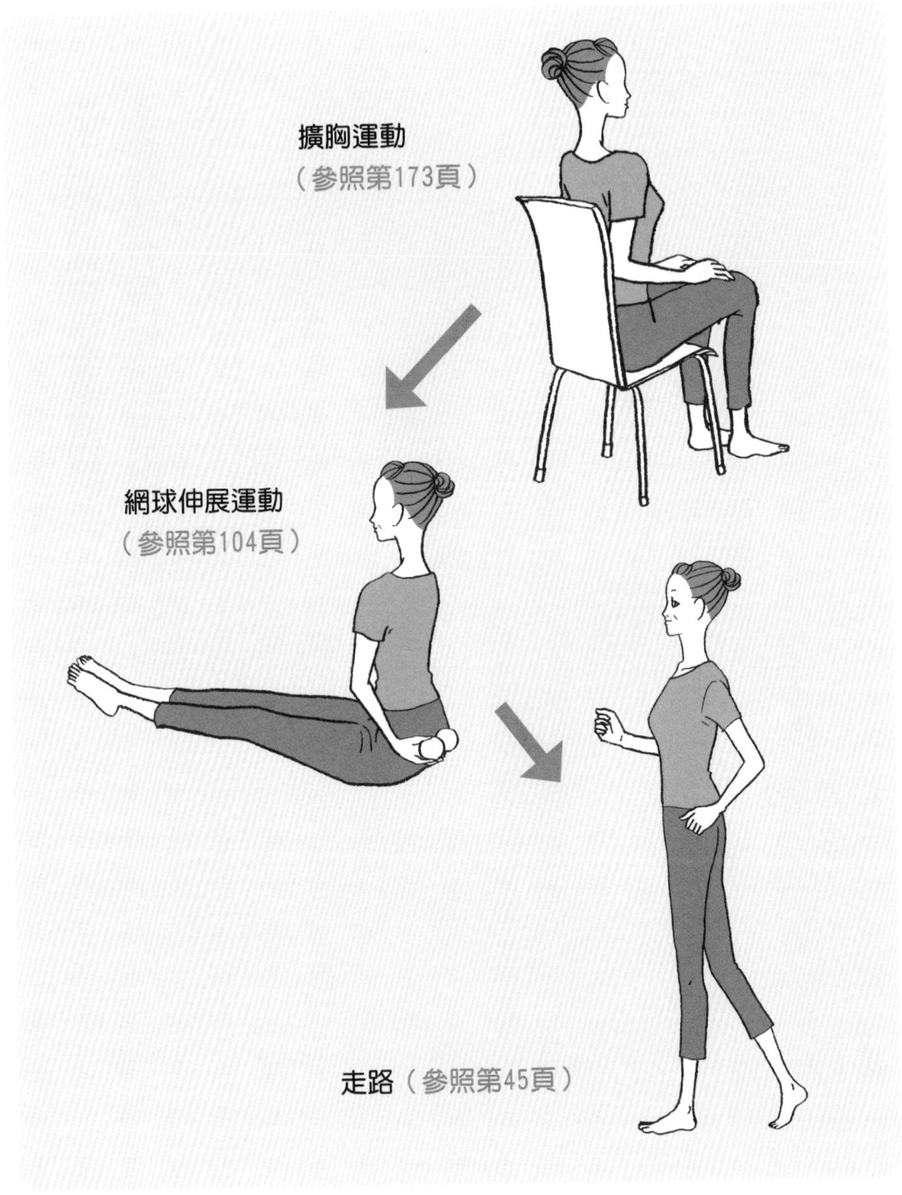
擴胸運動
（參照第173頁）
網球伸展運動
（參照第104頁）
走路（參照第45頁）

肌力訓練會使關節痛惡化!?
柔軟又有彈性的肌肉是最好的

你是否聽過這種說法：要治癒腰痛，肌力是必要的，所以肌力訓練是不可欠缺的？

確實，關節與肌肉是相關連的，其中頸椎、背脊、腰椎與背闊肌、膝關節與股四頭肌都具有密不可分的關係，關節的不舒服與肌肉的疼痛有直接關係，而且肌力太弱，的確會使關節卡住，所以有肌力總比沒有肌力好。

不過，做太多的肌力訓練是會有反效果的。

很多男性似乎都是肌力訓練狂，日本藝人鄉廣美就對運動很熱中，特別是對肌力訓練相當執著，但他也有慢性腰痛的問題。

有些人在我的建議下改變了肌力訓練與關節保護的想法，因為不再腰痛而開心。

就如同字面上的意思，肌力訓練就是增加肌肉的力量，但這麼一來，肌肉就會變硬。請回想一下，肌肉與關節的關係密切，一旦肌肉變硬，少了柔軟，關節的負擔就會變大。

大家都說理想的肌肉是柔軟而有彈性，走路和伸展運動就能確保肌肉的柔軟，對關節也很好。肌力訓練只會使肌肉變硬、變大。

請依照自己的身體狀況，找出適合自己的運動。

按摩與矯正護具的使用法，決定了好壞結果

我想，很多肩頸僵硬、腰痛困擾的人，都會去按摩，而按摩確實能暫時舒緩疼痛，但按摩是將肌肉揉鬆，這並非是治療關節的根本辦法，請理解這一點，並好好加以利用。

另一個問題是，人類的肌肉組織比我們想像中纖細，容易受傷，常會有按摩過度而傷到肌肉纖維的情況。我也會去找人幫我按摩，但總會要求「輕一點，十分鐘就好」，一開始，按摩師會依照客人的要求做，但常常會越按越用力，這一點要非常小心才行。

使用按摩機器時更得要小心，因為這跟找人按摩不同，機器不會調整強弱，按摩過頭的風險更加升高。此外，像是穴道按摩器之類的

東西，因為是將力量集中在某一處，恐怕會使肌肉受傷。

所以，比起使勁地按摩，還不如力道不足地按摩。

使用矯正護具的人要特別注意，因為腰部有保護而覺得安心，會想要一整天都穿。不過這樣是不行的，一整天都穿著矯正護具，會使血流不通順。其實只要在稍感不安時再穿就可以了。我平日看診，會在傍晚感到疲倦時，穿一下矯正護具。

另外，穿矯正護具時不是綁在腰的上方，而是從薦骼關節的位置朝斜上方纏繞。只要矯正護具的使用方法正確，那它就是非常有效的工具，請試著調整一下看看。